D1920757

Persönlichkeitsstörungen

Fortschritte der Psychotherapie
Band 79

Persönlichkeitsstörungen

Prof. Dr. Babette Renneberg, Prof. Dr. Sabine C. Herpertz

Herausgeber der Reihe:

Prof. Dr. Martin Hautzinger, Prof. Dr. Tania Lincoln, Prof. Dr. Jürgen Margraf, Prof. Dr. Winfried Rief, Prof. Dr. Brunna Tuschen-Caffier

Begründer der Reihe:

Dietmar Schulte, Klaus Grawe, Kurt Hahlweg, Dieter Vaitl

Babette Renneberg
Sabine C. Herpertz

Persönlichkeitsstörungen

unter Mitarbeit von
Burkhard Matzke und Sandra Stoll

hogrefe

Prof. Dr. rer. nat. Babette Renneberg, 1980–1986 Studium der Psychologie in Marburg. 1987–1990 Forschungsaufenthalt an der Temple University, Philadelphia, USA. 1991 Promotion. 1992–2004 Wissenschaftliche Mitarbeiterin an der Psychiatrischen Klinik und am Psychologischen Institut der Universität Heidelberg. 2002 Habilitation. Seit 2008 Professorin für Klinische Psychologie und Psychotherapie an der Freien Universität Berlin, dort Leiterin der Hochschulambulanz für Psychotherapie und des ZGFU, einem Ausbildungsinstitut für Kinder- und Jugendlichenpsychotherapie (VT).

Prof. Dr. med. Sabine C. Herpertz, 1978–1985 Studium der Humanmedizin in Bonn. 1985 Promotion. 1997 Habilitation. 2002–2003 Professur für Experimentelle Psychopathologie an der RWTH Aachen. 2003–2009 Inhaberin des Lehrstuhls für Psychiatrie und Psychotherapie an der Universität Rostock. Seit 2009 Lehrstuhlinhaberin für Allgemeine Psychiatrie am Universitätsklinikum Heidelberg, Ärztliche Direktorin der gleichnamigen Klinik und geschäftsführende Direktorin des Zentrums für Psychosoziale Medizin.

Wichtiger Hinweis: Der Verlag hat gemeinsam mit den Autoren bzw. den Herausgebern große Mühe darauf verwandt, dass alle in diesem Buch enthaltenen Informationen (Programme, Verfahren, Mengen, Dosierungen, Applikationen, Internetlinks etc.) entsprechend dem Wissensstand bei Fertigstellung des Werkes abgedruckt oder in digitaler Form wiedergegeben wurden. Trotz sorgfältiger Manuskriptherstellung und Korrektur des Satzes und der digitalen Produkte können Fehler nicht ganz ausgeschlossen werden. Autoren bzw. Herausgeber und Verlag übernehmen infolgedessen keine Verantwortung und keine daraus folgende oder sonstige Haftung, die auf irgendeine Art aus der Benutzung der in dem Werk enthaltenen Informationen oder Teilen davon entsteht. Geschützte Warennamen (Warenzeichen) werden nicht besonders kenntlich gemacht. Aus dem Fehlen eines solchen Hinweises kann also nicht geschlossen werden, dass es sich um einen freien Warennamen handelt.

Bibliografische Information der Deutschen Nationalbibliothek
Die Deutsche Nationalbibliothek verzeichnet diese Publikation in der Deutschen Nationalbibliografie; detaillierte bibliografische Daten sind im Internet über http://dnb.dnb.de abrufbar.

Das Werk einschließlich aller seiner Teile ist urheberrechtlich geschützt. Jede Verwertung außerhalb der engen Grenzen des Urheberrechtsgesetzes ist ohne Zustimmung des Verlags unzulässig und strafbar. Das gilt insbesondere für Vervielfältigungen, Übersetzungen, Mikroverfilmungen und die Einspeicherung und Verarbeitung in elektronischen Systemen.

Hogrefe Verlag GmbH & Co. KG
Merkelstraße 3
37085 Göttingen
Deutschland
Tel. +49 551 999 50 0
Fax +49 551 999 50 111
info@hogrefe.de
www.hogrefe.de

Satz: Sabine Rosenfeldt, Hogrefe Verlag, Göttingen
Druck: mediaprint solutions GmbH, Paderborn
Printed in Germany
Auf säurefreiem Papier gedruckt

1. Auflage 2021
© 2021 Hogrefe Verlag GmbH & Co. KG, Göttingen
(E-Book-ISBN [PDF] 978-3-8409-2508-5; E-Book-ISBN [EPUB] 978-3-8444-2508-6)
ISBN 978-3-8017-2508-2
https://doi.org/10.1026/02508-000

Inhaltsverzeichnis

Vorwort

Es gibt Patienten[1], deren psychotherapeutische Behandlung aufgrund ihrer interpersonellen Besonderheiten oder Eigenheiten schwierig oder herausfordernd ist. Häufig erfüllen diese Patienten die Diagnose einer Persönlichkeitsstörung. Wenn Therapeuten erfahren, dass ein neu aufgenommener Patient die Diagnose einer Persönlichkeitsstörung hat, gibt es häufig negative Erwartungen und Haltungen: „... das kann schwierig werden."; „Ob die Diagnose stimmt?"; „Eigentlich will ich solche Diagnosen nicht vergeben."

Für gelingende Psychotherapie ist es notwendig, über die Motive und interpersonellen Verhaltens- und Erlebensmuster der Patienten informiert zu sein

Wir haben dieses Buch geschrieben, um Therapeuten in der Diagnostik und Psychotherapie von Patienten mit Persönlichkeitsstörungen (PS) zu unterstützen. Unsere Annahme ist, dass es für gelingende Psychotherapie notwendig ist, über die Motive und interpersonellen Verhaltens- und Erlebensmuster der Patienten informiert zu sein, sodass diese in der Psychotherapie berücksichtigt werden können. Daher ist es wichtig, neben den präsentierten Hauptproblemen der Patienten auch eventuell vorhandene dysfunktionale Persönlichkeitszüge festzustellen, auch wenn diese zunächst nicht von den Patienten als Anlass oder Ziel der Behandlung angegeben werden. Dies sollte idealerweise zu Beginn der Therapie erfolgen und transparent kommuniziert werden.

Wir sind beim Schreiben des Buches von dem bisher bestehenden kategorialen System der Diagnostik von Persönlichkeitsstörungen (Narzisstisch, Vermeidend-Selbstunsicher etc.) ausgegangen, weil dies bekannte Kategorien sind. Für jede dieser Störungen haben wir die charakteristischen interpersonellen Kreisläufe dargestellt, die die Störung aufrechterhalten, und beschrieben, welche Motive das Verhalten steuern.

Übersetzung der bisher vertrauten Kategorien in die ICD-11-Diagnostik

Zudem haben wir die bisherigen diagnostischen Kategorien in das zukünftige, in der ICD-11 vorgeschlagene dimensionale System, das auf der Beschreibung von Schweregraden und prominenten Persönlichkeitsmerkmalen (engl. personality domains) beruht, übersetzt. Diese Übersetzung der bisher vertrauten Kategorien in die ICD-11-Diagnostik basiert auf dem Verständnis von PS als Störungen der sozialen Interaktion. Wir möchten dazu ermutigen, über die diagnostischen Kategorien hinaus zu denken und auch „quer" zu lesen, z.B. bei Patienten, die sehr vermeidend-selbstunsicher sind und gleichzeitig auch zwanghafte Züge haben, sich in den beiden Kapiteln zu informieren.

1 *Zum Sprachgebrauch:* Wir haben uns entschlossen, in diesem Buch in den Kapiteln abwechselnd das generische Maskulinum und das generische Femininum zu gebrauchen, wobei Fallbeispiele und Therapiedialoge ausgenommen sind.

Die therapeutische Grundhaltung besteht darin, zunächst die Erlebens- und Denkweisen der Patienten verstehen zu wollen und Motive für das interaktionelle Verhalten gemeinsam herauszuarbeiten. Die spezifischen interpersonellen Muster zu erkennen und zu besprechen und, wann immer möglich, ressourcenaktivierend zu arbeiten, trägt zu einer wertschätzenden und positiven Erwartungshaltung bei.

Uns hat das Schreiben dieses Buches viel Freude gemacht; wir haben von dem Austausch unseres jeweiligen psychologischen und psychiatrischen Hintergrundwissens profitiert. Insbesondere bei der Übersetzung in die ICD-11-Diagnostik haben wir festgestellt, dass unser klinisches Verständnis sich sehr gut deckte und ergänzte. Unser Ziel ist, mit diesem Buch zum Gelingen der psychotherapeutischen Prozesse beizutragen.

Da für die Behandlung der Borderline-Persönlichkeitsstörung (BPS) der Band von Martin Bohus (2019) in der Reihe *Fortschritte der Psychotherapie* bereits vorliegt, wurde mit dieser Ausnahme die Auswahl der behandelten PS anhand der Relevanz für die klinische Praxis getroffen. Die Antisoziale PS haben wir ebenfalls ausgenommen, da beide Autorinnen über zu wenig klinische Erfahrung in der Behandlung dieser Störung verfügen, daher sei an dieser Stelle für die Behandlung der Antisozialen PS auf die Leitlinien (DGPPN, 2009) verwiesen.

Viele Personen haben uns beim Schreiben dieses Buches unterstützt: Für die redaktionelle Mitarbeit und das aufmerksame Korrekturlesen von Marina Benoit und Nora Wendt möchten wir uns herzlich bedanken. Die beharrliche Geduld des zuständigen Herausgebers der Reihe, Winfried Rief, hat mit dazu beigetragen, dass dieses Buch existiert.

Sabine Herpertz dankt Burkhard Matzke für die anregenden Gespräche, in denen er viele Therapieerfahrungen einbrachte. Fruchtbar waren auch Gespräche und gemeinsame Supervisionen mit meinen Kolleginnen Katharina Kubera, Annett Pröger und Regina Schmitt zu Patientinnen und Patienten, die oft einen erfreulichen Behandlungsverlauf nahmen, manchmal aber auch nicht erfolgreich waren. So gilt auch ihnen mein herzlicher Dank.

Babette Renneberg dankt dem gesamten therapeutischen Team der Hochschulambulanz der Freien Universität Berlin. Zudem waren die Gespräche mit meinen Kolleginnen und Kollegen Johanna Böttcher, Christiane von Falkenhayn, Stefan Röpke, Charlotte Rosenbach, Andreas Santa-Maria, Lars Schulze, Sandra Stoll, und Ulrike Zetsche über Fälle und konkrete therapeutische Dialoge besonders hilfreich, vielen Dank! Über viele Jahre hinweg habe ich sehr von dem Austausch über Psychotherapie mit Dianne Chambless, Alan Goldstein und Thomas Fydrich profitiert, dafür möchte ich mich ebenfalls herzlich bedanken.

Berlin und Heidelberg, im Sommer 2020

Babette Renneberg und
Sabine C. Herpertz

1 Störungsverständnis und Grundlagen der kognitiv-verhaltens- therapeutischen Behandlung von Persönlichkeitsstörungen

Immer wieder kommt es in der klinischen Praxis bei der Behandlung von Depressionen oder anderen psychischen Störungen vor, dass die Psychotherapie nicht günstig verläuft, dass es sehr schwierig ist, Behandlungsziele zu vereinbaren oder die Therapie aus irgendwelchen anderen Gründen nicht voranschreitet. Nicht selten sind besonders starre, unflexible Interaktionsmuster der Patientinnen an ungünstigen Behandlungsverläufen beteiligt. Folgende, häufig anzutreffende Probleme der Patientinnen können dazu beitragen:

- ausgeprägtes Vermeidungsverhalten,
- sehr großes Misstrauen,
- große Zwanghaftigkeit, alles genau richtig zu machen,
- starke interpersonelle Abhängigkeit,
- Empfindlichkeit für Zurückweisung, verbunden mit Schwierigkeiten, konstruktive Kritik anzunehmen,
- Unfähigkeit zur kritischen Selbstreflexion,
- erschwerter Zugang zu eigenen Emotionen,
- Abwertung und Kritik gegenüber der Therapeutin,
- Aggressivität,
- fehlende Motivation oder fehlender Mut zur Änderung der Verhaltensweisen und die Unfähigkeit, in der Sitzung besprochene Dinge im Alltag umzusetzen.

Psychotherapie findet immer zwischen mindestens zwei Personen statt, daher können natürlich auch Verhaltens- und Erlebensmuster aufseiten der Therapeutinnen für interaktionelle Schwierigkeiten und einen schlechten Therapieverlauf verantwortlich sein. Die Relevanz der interpersonellen Faktoren für die therapeutische Interaktion und den Therapieverlauf wurde von Zickgraf et al. (2016) gezeigt. Sie untersuchten in einer größeren Studie zur Behandlung der Panikstörung, welchen Einfluss interpersonelle Faktoren der Patientinnen auf die Manualtreue der Therapeutinnen hatten. Je mehr Merkmale von PS erfüllt waren, desto mehr Schwierigkeiten hatten die Therapeutinnen, dem KVT-Manual für die Behandlung der Panikstörung zu folgen. Je mehr Widerstand zur Veränderung des Verhaltens aufseiten der Patientinnen beobachtet wurde, desto weniger adhärent zu den kognitiv-verhaltenstherapeutischen Manualen waren die Therapeutinnen.

Selbsterfahrung und Supervision sind für Therapeutinnen von besonderer Bedeutung und bieten Hilfestellung

Wir fokussieren in diesem Buch auf die Probleme der Patientinnen und beschreiben mögliche Interventionen für Patientinnen mit PS. Dabei setzen wir voraus, dass Selbsterfahrung und Supervision für Therapeutinnen bei der Therapie von PS von besonderer Bedeutung ist und Hilfestellung bietet.

Die diagnostische Erfassung von Persönlichkeitsstilen und -störungen ist für einen gelingenden Therapieverlauf essenziell

Für gelingende Psychotherapie ist es notwendig, über die Motive und interpersonellen Verhaltens- und Erlebensmuster der Patientinnen informiert zu sein. Daher empfiehlt es sich, neben den präsentierten Hauptproblemen der Patientinnen auch eventuell vorhandene stark ausgeprägte Persönlichkeitszüge festzustellen. Die diagnostische Erfassung von Persönlichkeitsstilen und -störungen zu Beginn der Therapie ist für einen gelingenden Therapieverlauf essenziell.

Bei PS liegt eine komplexe Störung des zwischenmenschlichen Beziehungsverhaltens und -erlebens vor

Zwischenmenschliche Interaktionen werden von unterschiedlichen Motiven und Bedürfnissen der Handelnden gesteuert, wobei diese Motive jeweils von der individuellen Lebensgeschichte, der Sicht der eigenen Person und der Interpretation von Ereignissen und Handlungen anderer abhängig sind. Grundlegend für das Verständnis von Patientinnen, die die Kriterien für die Diagnose einer oder mehrerer PS erfüllen, ist daher, dass in diesen Fällen nicht die Person selbst (im engeren Sinne des Begriffs „Persönlichkeitsstörung") gestört ist, sondern vielmehr eine komplexe Störung des zwischenmenschlichen Beziehungsverhaltens und -erlebens vorliegt (Fiedler & Herpertz, 2016). Dies bedeutet, dass jeweils individuelle, ggf. für einzelne Störungen charakteristische Erlebens- und Interpretationsmuster vorliegen, die mit – meist dysfunktionalen – spezifischen Verhaltensweisen einhergehen. Diese Erlebens- und Verhaltensweisen führen entweder bei der Person selbst oder aber in ihrem sozialen Umfeld zu bedeutsamen Leid oder zu wesentlichen Einschränkungen.

Merke

Persönlichkeitsstörungen zeigen sich in den Erlebens- und Verhaltensweisen von Menschen fast ausschließlich in der Interaktion mit anderen. Kernmerkmal aller PS ist also eine gestörte zwischenmenschliche Interaktion, die sich in vielerlei Situationen und über die Zeit hinweg relativ stabil zeigt.

1.1 Störungsmodell

Motivorientiertes Indikations- und Interventionsmodell (MIIM) für das Störungsverständnis bei PS

Aus kognitiv-verhaltenstherapeutischer Sicht wurde das Motivorientierte Indikations- und Interventionsmodell (MIIM) als Störungsmodell für Persönlichkeitsstörungen entwickelt. Das MIIM erklärt insbesondere die Aufrechterhaltung und Stabilität der charakteristischen Persönlichkeitszüge. Das MIIM geht in Anlehnung an die bei Beck, Davis und Freeman (2015) sowie Grawe (1992) erarbeiteten Prinzipien der kognitiven Therapie von Personen mit PS von drei Grundannahmen aus (vgl. Caspar, 1996; Renneberg & Fydrich, 2019; Renneberg, 2018).

1. Personen mit stark ausgeprägten Merkmalen von PS haben auf der Grundlage ihrer Lebenserfahrungen kognitive Schemata entwickelt, die die Art und Weise, wie sie sich selbst und die Welt um sie herum erleben, prägen. Diese Schemata können in dem Sinne als dysfunktional betrachtet werden, wie sie für die Personen selbst oder für ihre Interaktionen mit anderen hinderlich oder störend sind.
2. Die kognitiven Schemata können als eine Art „Filter" (oder Grundeinstellungen) verstanden werden, durch den Menschen ihre Umwelt wahrnehmen und auf der Grundlage dieser Wahrnehmungen und deren Interpretationen sie das eigene Verhalten steuern und ausrichten. Die „Filter" stehen in engem Zusammenhang mit den handlungsleitenden Kernmotiven, die ebenfalls das Erleben und Handeln der Personen beeinflussen.
3. Das Erleben zwischenmenschlicher Interaktionen und die entsprechenden Motive haben somit handlungsleitende Funktion und können das interpersonelle Verhalten erklären. Handeln und Verhalten werden danach durch zwei Bereiche kognitiver Schemata sowie durch damit im Zusammenhang stehende (interaktionelle) Motive (sensu Grawe) bestimmt. Diese drei wesentlichen Aspekte sind: (a) Selbstbild (Schema), (b) das Bild über andere Menschen (Schema), (c) Kernmotive für interpersonelles Verhalten.

Das hier dargestellte Verständnis von PS ermöglicht es, auf der Grundlage eines kognitiven und verhaltenstheoretisch fundierten Störungsmodells psychotherapeutische Interventionen zu planen und durchzuführen, bei denen die Kernmotive des interaktionellen Verhaltens sowohl in der therapeutischen Beziehung als auch im Alltag der Patientinnen berücksichtigt werden. Damit erscheinen PS nicht als unabänderliche, bloß schrullige oder gar böswillige Eigenarten der betroffenen Personen, sondern die damit verbundenen Erlebens- und Verhaltensweisen werden als besondere Muster der Interpretation zwischenmenschlicher Beziehungen und dazugehörender Interaktionen betrachtet.

Die Kernmotive des interaktionellen Verhaltens werden sowohl in der therapeutischen Beziehung als auch im Alltag der Patientinnen berücksichtigt

Ein für die zwischenmenschliche Interaktion besonders wichtiger Aspekt ist der der sozialen Kognition. In den letzten Jahrzehnten wurden vor allem zu diesem Bereich der interpersonellen Beziehungsgestaltung Forschungsergebnisse vorgelegt, die wir besonders relevant für das psychotherapeutische Vorgehen halten und die daher im Folgenden zusammenfassend dargestellt werden.

1.2 Soziale Kognition

Sozial-kognitive Fähigkeiten, wie Empathie, Mentalisierungsfähigkeit und Mitgefühl (engl. compassion) sind wichtige Voraussetzung für eine gelingende Interaktion

Sozial-kognitive Fähigkeiten sind eine wichtige Voraussetzung für eine gelingende Interaktion mit anderen Menschen. Unterschieden werden Theory-of-mind (ToM)-Fähigkeiten, Empathie im Sinne des Teilens der Emotion des anderen bzw. des Mitleides sowie das Sorgen um den anderen. ToM-Funktionen sind reflektive Mentalisierungsvorgänge, d.h. durch Perspektivübernahme können die Gefühle anderer verstanden werden – sogenannte affektive Mentalisierung – oder auch deren Gedanken und Motive, sogenannte kognitive Mentalisierung. Die Fähigkeit zur Empathie umfasst die richtige Erkennung von Gefühlszuständen eines anderen Menschen mittels Dekodierung von Mimik und Gestik, darüber hinaus auch die Bereitschaft zum Mitfühlen bei erhaltender Fähigkeit, die Quelle für den entstehenden Affekt bei den anderen und nicht etwa bei sich selbst anzusiedeln. Schließlich beschreibt eine dritte Dimension sozial-kognitiver Prozesse den motivationalen Antrieb, aus dem Mitgefühl einen sorgenden Handlungsimpuls (engl. compassion) zu entwickeln.

Die Entwicklung sozial-kognitiver Fähigkeiten ist eng verwoben mit der Entwicklung des Selbst und beginnt im interpersonellen Kontext der frühen Kind-Eltern-Beziehung

Spiegelneuronensystem

Die Entwicklung von sozial-kognitiven Funktionen ist abhängig von der Güte der Beziehung zu den ersten Beziehungspersonen

Die Entwicklung sozial-kognitiver Funktionen ist eng verwoben mit der Entwicklung des Selbst und beginnt im interpersonellen Kontext der frühen Kind-Eltern-Beziehung. Ausgangspunkt ist die emotional-soziale Synchronie zwischen Mutter/Vater oder ggf. anderen frühen Bezugspersonen und dem Säugling, die von einer spezies-spezifischen Koordination nonverbalen Verhaltens, aber auch einer Parallelisierung physiologischer, v.a. autonom-vegetativer Zustände bestimmt ist. Hier ist bereits bald nach der Geburt in eindrücklicher Weise zu beobachten, wie die Eltern intuitiv spiegelbildlich die Mimik und Gestik ihres Kindes über die Nutzung eigener Körperrepräsentationen imitieren. Dies gelingt ihnen über das sogenannte Spiegelneuronensystem, das Areale der sensomotorischen Rinde, prämotorische Regionen im vorderen inferioren frontalen Gyrus, Anteile des inferioren parietalen Lobulus sowie der anterioren Insel umfasst. Dieses intuitive Verstehen läuft automatisch, reflexhaft ab und meint eine verkörperte (engl.: embodied) Fähigkeit, von der multimodalen Erfahrung des eigenen Körperausdrucks, das heißt der eigenen Mimik und Gestik, auf die Gefühle anderer schließen zu können. Fonagy's Entwicklungsmodell des Selbst (Fonagy, 2018) versteht diese Synchronie allerdings nicht als einfache reflexartige Imitation; vielmehr stellen nach seiner Auffassung die elterlichen Reaktionen Verhaltensantworten auf die kindlichen, noch diffusen positiven und negativen Erregungszustände im Sinne eines reflektiven Spiegelns, also verstandener Gefühlszustände dar. Eine gelungene Eltern/Kind-Synchronie, so Fonagy, die mentalen kindlichen Arousal-Zuständen als kontingente Antworten begegnet, begünstigt eine gesunde Selbstentwicklung und stellt gleichzeitig eine erste Vorlage für das Erlernen von „Theory of mind“ (ToM)-Funktionen, Empathie und kooperativem Verhalten zur Verfügung. Angesichts der engen Abhängigkeit der Entwicklung von sozial-kognitiven Funktionen von der Güte der Beziehung zu den ersten Beziehungspersonen wundert es nicht, dass deren gesunde Entwicklung von Bindungserfahrungen abhängt, und frühe familiäre Misshandlungserfahrungen zu gestörten sozial-kognitiven Funktionen bis ins Erwachsenenalter führen können.

Während der weiteren Hirnentwicklung tritt das Spiegelneuronensystem in Kopplungsprozesse mit dem ventromedialen präfrontalen Cortex sowie der Amygdala ein und es bilden sich Vorstufen von „Theory of mind"-Prozessen. Sie sind in superioren temporalen Arealen, v.a. dem superioren temporalen Sulcus, im posterioren Zingulum und angrenzendem Präkuneus sowie dem temporoparietalen Übergang repräsentiert, und damit in Hirnarealen, die in die Beurteilung von Intentionen, Haltungen und Emotionen anderer involviert sind. Die mediale temporale Lage dieser Areale könnte auf die enge Beziehung zwischen ToM-Funktionen und autobiografischem Gedächtnis zurückgehen; dafür spricht, dass die Entwicklung von ToM-Funktionen im engen Wechselspiel mit der Entwicklung höherer kognitiver Lernprozesse beim Kleinkind steht und aus eigenen Erfahrungen Modelle gebildet werden, wie die mentalen Zustände anderer zu verstehen sind. Schließlich ist es für die spätere Entwicklung notwendig, zwischen eigenen und fremden Gefühlen unterscheiden zu können, sich nicht unreflektiert von den Gefühlen anderer anstecken zu lassen und sich damit vor einer Diffusion der Selbst-/Fremdgrenzen zu schützen.

Die Wechselseitigkeit in der Entwicklung des Selbst und interpersoneller Funktionen spiegelt sich in den Ergebnissen neurowissenschaftlicher Entwicklungsforschung wider, die eine bedeutsame Überlappung des „default mode networks" (DMN; dt. Ruhezustandsnetzwerk) mit Regionen zeigt, die für soziale, affektive und introspektive Prozesse wichtig sind. So konnte für das posteriore Zingulum und den angrenzenden Präkuneus sowie den dorsomedialen präfrontalen Cortex gezeigt werden, dass diese Areale sowohl an der Fähigkeit zur Mentalisierung der Absichten und Gefühle anderer beteiligt sind als auch an auf das Selbst bezogene kognitiven Prozessen und dem autobiografischen Gedächtnis. Es wundert deshalb nicht, dass eine verminderte Fähigkeit zum Verstehen anderer bei Menschen mit PS oft mit einem Mangel zur kritischen Selbstsicht und -reflektion einhergeht. Schließlich ist der temporoparietale Übergang in Sprache involviert, aber auch an sozial-kognitiven Prozessen beteiligt.

Die Bedeutung von Oxytocin für die Entwicklung sozial kognitiver Funktionen

Die Synchronie im Verhalten zwischen nahen Bezugspersonen und Kind wird nicht nur begleitet von vegetativ-autonomen Synchronisierungsprozessen, sondern auch von einer hohen Korrelation in der Ausschüttung des Bindungshormons Oxytocin zwischen Mutter bzw. Vater und Kind. Gelungene synchrone Interaktion zwischen Mutter und Kind geht mit einer höheren neuronalen Aktivität im Nucleus accumbens der Mutter und anderen am Elternverhalten beteiligten Hirnstrukturen einher und korreliert auch mit dem mütterlichen Oxytocin-Blutspiegel. Interessanterweise korrelieren auch die Oxytocin-Spiegel von Mutter und Kind, z. B. vermittelt über Streicheln, in bedeutsamer Weise. Wenn auch genetische Faktoren an der Entwicklung des Oxytocin-System beteiligt sind, so kann angenommen werden, dass soziale Interaktionen innerhalb der Dyade mit ersten Bezugspersonen das sich entwickelnde Oxytocin-System des Kindes formen und damit die Grundlage sozial-kognitiver Funktionen auf Seiten des Kindes bis ins Erwachsenenalter bilden. Interessanterweise ist hohe soziale Kompetenz bereits im Kleinkindalter positiv mit dem kindlichen Oxytocin-Spiegel korreliert.

Art und Schwere der Funktionsbeeinträchtigung bzgl. sozial-kognitiver Funktionen ist entscheidendes Merkmal bei der Differenzierung der leichten, mäßigen und schweren PS in der ICD-11

Defizite in sozial-kognitiven Funktionen nehmen eine zentrale Rolle im Alternativen Modell der PS nach DSM-5 und auch in der zukünftigen ICD-11 in der Beschreibung von interpersonellen Funktionsbeeinträchtigungen ein. Die Art und die Schwere der Funktionsbeeinträchtigung bezüglich sozial-kognitiver Funktionen ist in der ICD-11 ein entscheidendes Merkmal bei der Differenzierung der leichten, mäßigen und schweren PS. Im heutigen kategorialen Denken werden Störungen sozial-kognitiver Funktionen v. a. mit der Borderline-, der Narzisstischen und der Histrionischen (neben der Antisozialen) Persönlichkeitsstörung verbunden. Bei der Borderline-Persönlichkeitsstörung (BPS) dominieren beeinträchtigte ToM-Funktionen mit einer Neigung zur Hypermentalisierung, d. h. einer rigiden und verzerrten Interpretation der mentalen Zustände anderer mit der Gefahr von häufigen Missverständnissen. Patientinnen mit Narzisstischer PS zeigen in erster Linie einen Mangel an Empathie und Fürsorge für andere. Auch wenn paradoxerweise die Fähigkeit, sich aus empathischem Mitfühlen herausziehen zu können, zu beruflichem Erfolg und stringenter Zielverfolgung, v. a. in Führungspositionen, beitragen kann, so wirken sich schwere Beeinträchtigungen empathischer Fähigkeiten auf das Funktionsniveau der Persönlichkeit negativ aus und führen zu Beeinträchtigungen in den Beziehungen zu nahen und ferneren Menschen. Andere Menschen fühlen sich ausgebeutet, v. a. wenn mangelnde empathische Fähigkeiten mit Machtstreben und Bewunderungswunsch einhergehen, und reagieren mit Ärger und Beziehungsabbruch. Demgegenüber weichen ToM-Funktionen bei narzisstischer Persönlichkeit in der Regel nicht von der Norm ab, wohl aber das Sorgen um andere. Es besteht keine Motivation, die Lage einer anderen nachzuempfinden oder sich gar sorgend der anderen zuzuwenden. Wenn auch keine empirischen Daten zu sozial-kognitiven Fähigkeiten bei Menschen mit Histrionischer PS vorliegen, so ist aus den klinischen Erfahrungen heraus anzunehmen, dass bei ihnen im Zusammenhang mit der hohen Suggestibilität emotionale Ansteckungsphänomene verbreitet sind, die sich als wenig authentische, übertriebene Mitleidsreaktionen oder intrusives Verhalten darstellen.

1.3 Ätiologie

Grundsätzlich liegt der Ätiologie von PS – wie bei anderen psychischen Störungen auch – ein bio-psycho-soziales Modell zugrunde. Empirisch gut abgesicherte Befunde zu einzelnen ätiologischen Faktoren liegen allerdings nur für die BPS vor. Bei den meisten anderen PS gibt es nur wenige gesicherte Hinweise auf spezifische ätiologische Faktoren. Gesichert ist, dass bei der Entstehung von PS genetische Faktoren in komplexer Weise mit Umweltfaktoren interagieren.

Mit Ausnahme der BPS gibt es wenige gesicherte Hinweise auf spezifische ätiologische Faktoren

Im MIIM ist eine zentrale Annahme, dass die kognitiven Schemata sich auf der Grundlage von Lebenserfahrungen entwickelt haben. Zu diesen zählen insbesondere der Erziehungsstil, Verluste und Misshandlungen in der frühen Kindheit, aber auch Erfahrungen mit Peers (z. B. Mobbing in der Schule) und anderen wichtigen Bezugspersonen.

Etwas mehr empirisch abgesichertes Wissen zu ätiologischen Faktoren findet sich für die Vermeidend-Selbstunsichere PS (vgl. Kapitel 3). Eine Disposition zur Verhaltenshemmung (behavioral inhibition; Tendenz, auf neue Situationen eher gehemmt, scheu und zurückhaltend zu reagieren, bei gleichzeitiger hoher autonomer Erregung) stellt ein Risiko für die Entwicklung der Vermeidend-Selbstunsicheren PS dar. Eine biologische Vulnerabilität für hohe soziale Ängstlichkeit wird auch durch Ergebnisse aus funktioneller Bildgebung angezeigt, die bei Betroffenen eine erhöhte Aktivität der basolateralen Amygdala auf ängstliche Gesichter zeigen, auch wenn diese aufgrund ihrer subliminalen Präsentationszeit nicht bewusst wahrgenommen werden konnten. Auch für die erhöhte autonome Erregbarkeit gibt es viele experimentelle Belege, wie höhere Antwortamplituden des Startle-Reflexes bei der Imagination furchtauslösender Situationen oder aversiven Bildmotiven sowie erhöhte Hautleitwertreaktionen. Schließlich sind auch gesteigerte hormonelle Stressreaktionen und Normabweichungen im Neuropeptid Oxytocin mit hoher v. a. sozialer Ängstlichkeit assoziiert.

Die Disposition zur Verhaltenshemmung stellt ein Risiko für die Entwicklung der Vermeidend-Selbstunsicheren PS dar

1.4 Verlauf

Aktuelle Befunde aus großen Längsschnittstudien belegen die Relevanz von PS für die Gesundheit im weiteren Lebensverlauf. Das Vorhandensein einer PS im jungen Erwachsenenalter (z. B. mit 24 Jahren) ist ein Prädiktor für die Entstehung von Depression und Angststörungen und sagt zudem das Fehlen von langjährigen engen Beziehungen vorher. Diese Effekte waren weder auf die psychische Gesundheit mit 24 Jahren, Substanzgebrauch oder soziale Probleme zurückzuführen.

PS beeinflussen die Gesundheit im weiteren Lebensverlauf

Entgegen der Annahme, dass Persönlichkeitszüge für ein Leben stabil bleiben, zeigen Längsschnittstudien aber auch eine erhebliche Rückbildungstendenz. Dabei unterscheiden sich Persönlichkeitsmerkmale hinsichtlich ihrer Stabilität und zeitlichen Veränderbarkeit. Allerdings ist auch diese empirische Forschung bisher auf Individuen mit BPS begrenzt (Gunderson, Herpertz, Skodol, Torgersen & Zanarini, 2018).

1.5 Grundlagen des kognitiv-verhaltenstherapeutischen Vorgehens bei Persönlichkeitsstörungen

Eine gute therapeutische Beziehung ist für den Erfolg der Psychotherapie bei PS zentral

Eine gute therapeutische Beziehung ist für den Erfolg der Psychotherapie bei PS von besonderer Bedeutung. Dabei wird davon ausgegangen, dass die Beziehungsgestaltung „komplementär" zu den interaktionellen Bedürfnissen und Motiven erfolgen sollte.

Merke

Eine komplementäre Beziehungsgestaltung bedeutet, dass die Therapeutin sich „komplementär" (gegensätzlich, aber sich ergänzend) zur Bedürfnis- und Motivstruktur der Patientin verhält, diese Bedürfnisse und Motive berücksichtigt und so weit wie therapeutisch möglich und sinnvoll validiert und befriedigt.

Transparentes Vorgehen bezüglich der Diagnostik und der Therapieziele

Therapieziele werden gemeinsam geklärt

Die *therapeutische Grundhaltung* besteht darin, zunächst die Erlebens- und Denkweisen der Patientinnen verstehen zu wollen und Motive für das interaktionelle Verhalten gemeinsam herauszuarbeiten. Dabei wird von Anfang an ein transparentes Vorgehen bezüglich der Diagnostik und der Therapieziele angestrebt. Ein übergreifendes Ziel der Therapie von PS ist in der Regel, bestimmte Muster im Denken und Handeln zu modifizieren, die so unflexibel geworden sind, dass sie dauerhaft bei den Betroffenen zu einem Leidensdruck und zu Problemen führen. Davon ist abzugrenzen, dass es nicht Ziel sein kann, die Persönlichkeit eines Menschen grundlegend zu verändern. Die gemeinsame Klärung möglichst konkret formulierter, klarer Therapieziele ist für eine gelingende Psychotherapie wichtig. Die Behandlungsziele können nach folgenden Kriterien geordnet werden:

1. Dringlichkeit der Ziele (Selbst-, Fremdgefährdung hat oberste Priorität),
2. Motivation der Patientin (was sind ihre Ziele und Wünsche?),
3. Machbarkeit und Erreichbarkeit von Zielen (machbare Ziele zuerst; erste Erfolge können sich positiv auf Veränderungsmotivation auswirken).

Um die Probleme der Patientinnen zu verstehen und effektive Interventionen zu entwickeln, ist es wichtig und hilfreich, detaillierte Informationen zu sammeln und spezifische Problemsituationen zu analysieren. Dieses Vorgehen hat sich gegenüber einem unspezifischen „über Probleme im Allgemeinen“ zu sprechen bewährt. Ist der Behandlungsfokus festgelegt, erfolgt eine ausführliche funktionale Bedingungsanalyse. Dabei sollten generell folgende psychische und soziale Aspekte berücksichtigt werden: Im Zentrum der Bedingungsanalyse stehen Wahrnehmungs-, Denk-, Erlebens- und Beziehungsmuster der Patientinnen. Dysfunktionale Bewertungen und Interpretationen, Annahmen über sich selbst und andere und über Beziehungen können mittels detaillierter Verhaltensanalysen, Schema-Analysen, Plananalysen und Fragebögen erhoben werden. Die therapeutische Beziehung und die Beobachtung des Interaktionsverhaltens der Patientin mit anderen Personen können ebenfalls als Informationsquelle dienlich sein. Bei einem bereits vorhandenen individuellen MIIM-Störungsmodell können sie von Therapeutin wie Patientin eingeordnet und verstanden werden.

Ausführliche funktionale Bedingungsanalyse

Spezifische Verhaltensanalysen helfen Patientin und Therapeutin, das Verhalten in konkreten Situationen besser zu verstehen. Insbesondere die in der Organismusvariable und in den kognitiven Reaktionen enthaltenen Gedanken und Einstellungen sind zentral für das Verständnis des Verhaltens und Erlebens. In den Konsequenzen sollte ein besonderes Augenmerk auf die Reaktionen des Umfelds gelegt werden. Nach externen Konsequenzen könnte beispielsweise folgendermaßen gefragt werden:

Spezifische Verhaltensanalysen helfen, das Erleben und Verhalten in konkreten Situationen besser zu verstehen

> Wie reagiert Ihr Partner, wenn Sie ihn wiederholt um seine Meinung bei der Wahl Ihrer Kleidung fragen?

Das Erfragen von externen Bedingungen für das Erleben und Verhalten spielt eine wichtige Rolle. Bei der Erfassung der gegenwärtigen sozialen Bedingungen der Patientin gilt es, besonders auf aktuelle Veränderungen zu achten, wie z. B. Probleme am Arbeitsplatz und Veränderungen hinsichtlich der beruflichen Anforderungen, finanzielle Probleme, partnerschaftliche Probleme, Konflikte in der Familie, Erkrankungen von nahen Angehörigen etc. Eine Exploration dieser Bedingungen oder Veränderungen führt häufig dazu, mit der Patientin gemeinsam ein Verständnis für die aktuellen Schwierigkeiten zu entwickeln.

Externe soziale Bedingungen müssen erfragt werden

Spezifische Reaktionen des sozialen Umfeldes

Die soziale Umgebung der Patientinnen ist in den meisten Fällen an die Verhaltensmuster der Betroffenen „gewöhnt“, stabilisiert und verstärkt diese. So können einerseits Veränderungen im sozialen Umfeld oft Krisen auslösen, andererseits kann aber auch Kontinuität im sozialen Umfeld Lernprozesse und Veränderungen der Patientinnen behindern. Daher sollte die Therapeutin spezifische Reaktionsmuster der Personen im Umfeld der Patientin in die

Wenn immer möglich, sollten wichtige Bezugspersonen in die Diagnostik und Therapie mit einbezogen werden

Problemanalyse miteinbeziehen. Dies betrifft vor allem Familienmitglieder (Partner, Eltern, Kinder) sowie Freundinnen, Kolleginnen und Vorgesetzte. Wenn immer möglich, sollten wichtige Bezugspersonen in die Diagnostik und Therapie miteinbezogen werden.

Verhaltens- und Interaktionsmuster

Verhaltensmuster dienen oft der Vermeidung unangenehmer Emotionen

Viele Verhaltenstendenzen liegen in dem Versuch begründet, im Sinne der persönlichen Kernmotive drohende unangenehme Emotionen zu vermeiden. Interpersonelle Probleme können sich jedoch auch daraus ergeben, dass die Patientinnen schlicht nicht „wissen", wie sie eine problematische Situation adäquat lösen können, da ihr Spektrum möglicher Handlungen, ihre Handlungskompetenz, zu gering ist. Die Schwierigkeiten in der Antizipation möglicher sozialer Folgen der jeweiligen Handlungen sowie in manchen Fällen eine mangelnde Impulskontrolle schränken Handlungstendenzen und das Verhaltensrepertoire zusätzlich ein. In solchen Situationen können Rollenspiele mit zunächst diagnostischem Ziel eingesetzt werden, um einschätzen zu können, ob es sich beispielsweise um Kompetenzdefizite handelt. Kleinschrittiges konstruktives Videofeedback ist dann der nächste Schritt, um alternatives Verhalten aufzubauen.

1.6 Motivierende Gesprächsführung

Motivierende Gesprächsführung ist hilfreich, um Änderungsmotivation herzustellen

Da PS langanhaltende Erlebens- und Verhaltensmuster darstellen, fällt es den Patientinnen oft sehr schwer, Veränderungen herzustellen. Um die Motivation für Veränderung zu stärken, hat sich die Motivierende Gesprächsführung (MI, Miller & Rollnick, 2015) bewährt. In der Definition von MI wird deutlich, dass der Fokus auf der Sprache und der Atmosphäre liegt.

Unter „Change Talk" wird jede vom Patienten selbst kommende sprachliche Äußerung, die ein Argument für Veränderung ist, verstanden

> MI ist ein kooperativer, zielorientierter Kommunikationsstil mit einer besonderen Aufmerksamkeit auf die Sprache der Veränderung. Es ist daraufhin konzipiert, die persönliche Motivation für und die Selbstverpflichtung auf ein spezifisches Ziel zu stärken, indem es die Motive eines Menschen, sich zu ändern, in einer Atmosphäre von Akzeptanz und Mitgefühl herausarbeitet und erkundet. (Miller & Rollnick, 2015, S. 47)

In Gegenwart anderer Menschen über die eigene Motivation zu sprechen, hat eine viel tiefergehende Wirkung als das bloße Aufschreiben von Vor- und Nachteilen

Die besondere Herausforderung in der Psychotherapie von PS besteht darin, eine Motivation für Veränderung bei den Patientinnen zu wecken, also sogenannten „Change Talk" hervorzurufen. Unter „Change Talk" wird dabei „jede vom Patienten selbst kommende sprachliche Äußerung, die ein Argument für Veränderung ist, verstanden" (Miller & Rollnick, 2015, S. 189 ff.). Es geht also darum, ein Hineinreden in die Veränderung zu fördern und im zweiten Schritt die Änderungsmotivation aufrechtzuerhalten. Die Annahmen dabei sind, dass in der Wahrnehmung der Person die Vorteile der Veränderung mit der Zeit beginnen, die Nachteile zu überwiegen. Zudem postulieren die Autoren, dass „Menschen die Tendenz haben, sich dem, was sie sich selbst sagen hören, verpflichtet zu fühlen" (S. 199). Die Tatsache, dass in Gegenwart eines anderen Menschen über die eigene Motivation gesprochen wird, hat eine viel tiefergehende Wirkung als das bloße Aufschreiben von Vor- und Nachteilen. Der zwischenmenschliche Kontext ist hierbei von großer Bedeutung.

In der Vorbereitung von „Change Talk" ist es wichtig, folgende Komponenten der Veränderungsmotivation herauszuarbeiten: den Wunsch nach Veränderung, die Einschätzung der Fähigkeit, die Veränderung umzusetzen, die Gründe für die Veränderung und die Notwendigkeit der Veränderung. Dazu haben sich insbesondere das Stellen offener Fragen bewährt, auf die die Patientinnen mit „Change Talk" antworten müssen. Eine Beispielfrage, um den Wunsch nach Veränderung herauszuarbeiten, ist:

Welche Veränderungen der Situation würden Sie sich wünschen? Beschreiben Sie mir, was Ihnen an der jetzigen Situation nicht gefällt.

Auch können Fragen über die Notwendigkeit zur Änderung dazu anregen, über Gründe zu sprechen.

Als wie ernst oder dringend empfinden Sie das? Was muss sich nach Ihrem Gefühl ändern?

„Change Talk" ist auch förderbar, indem die Patientin dazu angehalten wird, sich eine zum Positiven veränderte Zukunft auszumalen.

Wenn Sie Ihre Probleme eine Woche lang los wären, was würden Sie dann als Erstes tun?

Immer ist es wichtig, die Patientin beim Wort zu nehmen und großes Interesse an konkreten Einzelheiten zu zeigen. Die empathische, interessierte und nicht wertende therapeutische Grundhaltung ist auch hier entscheidend.

Die empathische, interessierte und nicht wertende therapeutische Grundhaltung ist entscheidend

1.7 Ressourcenaktivierung

Bei allen Schwierigkeiten und der langanhaltenden Dauer der interpersonellen Probleme ist auch in der Behandlung von PS ein ressourcenorientiertes Vorgehen hilfreich. Dies beginnt mit der Kommunikation der Diagnose. Das

Ressourcenorientiertes Vorgehen ist hilfreich

Buch von Oldham und Morris (2007) bietet eine hervorragende Möglichkeit der Rückmeldung verschiedener Persönlichkeitsstile bzw.-störungen. So wird beispielsweise die Paranoide PS als „wachsamer Stil – der Überlebensexperte" bezeichnet und gut verständlich und nachvollziehbar beschrieben. Die Lektüre des Buches oder einzelner relevanter Kapitel ist sowohl für Therapeutinnen als auch für Patientinnen zu empfehlen. Ebenso wird in dem Manual von Schmitz, Schuhler, Handke-Raubach und Jung (2009) ein Fokus auf ein ressourcenorientiertes Vorgehen gelegt und es finden sich zahlreiche Beispiele für persönliche Stärken.

1.8 Zusammenfassung

Kernmerkmal aller PS ist die (jeweils spezifische) Störung der zwischenmenschlichen Interaktion. Die Klärung des Therapieauftrags ist von besonderer Wichtigkeit. In jedem Fall sollten eine umfassende diagnostische Abklärung und eine ressourcenorientierte, transparente Rückmeldung der Diagnose erfolgen. Das Motivorientierte Indikationsmodell bietet den Rahmen, um die Verhaltens- und Erlebensweisen zu verstehen (individuelles Störungsmodell), und ist auch für die Behandlung grundlegend. Die kognitive Verhaltenstherapie hat das Ziel, durch gemeinsame Übungen das gestörte interaktionelle Verhalten und Erleben zu verbessern. Daher ist aufseiten der Therapeutinnen neben Störungswissen und Interventionswissen das Interaktionswissen von besonderer Bedeutung. Eine wertschätzende Grundhaltung sowie Geduld und Interesse an der jeweiligen Person sind die Grundvoraussetzungen. Die Prinzipien der Motivierenden Gesprächsführung sollten eingesetzt werden, um die in der Regel ambivalente Änderungsmotivation der Patientinnen zu stärken.

Bei der Behandlung der PS geht es um eine funktionalere Beziehungsgestaltung, nicht um eine komplette Änderung der Persönlichkeit

Eine erfolgreiche Psychotherapie mit dieser Patientinnengruppe kann dann erzielt werden, wenn es gelingt, aversive Affekte bei bestimmten therapeutischen Aufgaben zu antizipieren, anzusprechen und zu „normalisieren", sprich zu entpathologisieren. Therapeutinnen benötigen eine erhöhte Toleranz gegenüber eigenen aversiven Affekten, viel Geduld bezüglich Dauer und Fortschritt in der Therapie und große Toleranz und Flexibilität bzgl. Entwicklungsmöglichkeiten und Therapiezielen. Als Therapeutin ist es wichtig, eigene emotionale Reaktionen wahrzunehmen und Verwundbarkeiten zu (er)kennen sowie die eigenen Ressourcen, z. B. auch Supervision oder Intervision, zu nutzen. Ebenso wichtig ist es, eigene Grenzen zu erkennen und zu respektieren. Bei der Behandlung der PS geht es um eine funktionalere Beziehungsgestaltung, nicht um eine komplette Änderung der Persönlichkeit.

2 Klassifikation und Diagnostik bei Persönlichkeitsstörungen

Mit der ICD-11, mit der voraussichtlich ab 2022 in Deutschland psychische Störungen zu klassifizieren sind, kommt auf Diagnostiker und Therapeuten eine große Veränderung zu. An die Stelle der herkömmlichen kategorialen Klassifikation (DSM-IV bzw. -5 und der ICD-10), z. B. in Form von zehn durch Kriterienlisten definierte Störungsentitäten, tritt eine dimensionale Diagnostik der PS, die auf drei Schweregraden von Funktionsbeeinträchtigungen und der stilistischen Beschreibung von übergeordneten Persönlichkeitsdomänen bzw. prominenten Persönlichkeitsmerkmalen beruht. Diese dimensionale Diagnostik von PS muss zunächst gelernt werden. Wir haben uns deshalb in diesem Buch das Ziel gesetzt, diesen Übergang zu erleichtern, indem wir zunächst in diesem Kapitel die herkömmliche kategoriale Klassifikation in Form von DSM-5 (Sektion II) und die neue Klassifikation, also ICD-11, darstellen und dann in jedem störungsbezogenen Kapitel die herkömmliche Persönlichkeitsstörungskategorie in das Modell der dimensionalen prominenten Persönlichkeitsmerkmalen der ICD-11 „übersetzen“. Zu beachten ist, dass bis zur Manuskript-Finalisierung noch keine verabschiedete ICD-11-Klassifikation vorliegt, sodass wir uns an einer vorläufigen Version orientieren mussten. Die Leser finden diesen Transfer an markierter Stelle in jedem störungsbezogenen Kapitel.

An die Stelle von kategorialen Diagnosen tritt eine dimensionale Diagnostik, die drei Schweregrade von Funktionsbeeinträchtigungen unterscheidet, die durch die stilistische Beschreibung von prominenten Persönlichkeitsmerkmalen ergänzt werden

2.1 Die kategoriale Diagnostik von Persönlichkeitsstörungen nach DSM-5 und ICD-10

Die Klassifikation der PS erfolgt bis heute in der Tradition psychiatrischer Klassifikationsmodelle kategorial als Störungsentitäten. Sowohl in der ICD-10 als auch im DSM-IV und aktuell DSM-5, Sektion II, werden neben allgemeinen Kriterien einer PS spezifische Typen anhand von Merkmalslisten beschrieben, die charakteristische Emotionen, Kognitionen sowie Stile interpersonellen Verhaltens darstellen. Es ist jeweils eine anhand von Expertenurteil gewonnene Schwelle definiert, ab wie vielen erfüllten Items die Diagnose der spezifischen PS zu vergeben ist. Dabei weist die DSM-5-Klassifikation in Sektion II nur marginale Veränderungen gegenüber DSM-IV auf. Im DSM-5 werden die einzelnen Persönlichkeitsstörungskategorien nach phänomenologischer Ähnlichkeit in drei Hauptgruppen (Cluster) unterteilt (APA, 2018):

Traditionell werden spezifische Typen von PS anhand von Merkmalslisten und der Definition einer diagnostischen Schwelle unterschieden

- Das *Cluster A* umfasst die Paranoide, die Schizoide und die Schizotypische Persönlichkeitsstörung, deren gemeinsames Merkmal ein sonderbares oder exzentrisches Verhalten ist.

- Das *Cluster B* enthält die Antisoziale, die Borderline-, die Histrionische und die Narzisstische Persönlichkeitsstörung mit einem dramatischen, emotionalen oder launischen Verhaltensstil als gemeinsames Merkmal.
- Das *Cluster C* umfasst die Vermeidend-Selbstunsichere, die Dependente und die Zwanghafte Persönlichkeitsstörung mit Ängstlichkeit oder Furchtsamkeit als gemeinsames Merkmal.

Trotz ihrer Eingängigkeit auf den ersten Blick konnte die Validität dieser Clustereinteilung empirisch nicht hinreichend gesichert werden und ist auch in ihrem klinischen Nutzen beschränkt; sie wird deshalb in zukünftigen Klassifikationen aller Voraussicht nach nicht mehr Einzug finden.

Allgemeine Kriterien einer Persönlichkeitsstörung nach DSM-5[2]

A. Ein überdauerndes Muster von innerem Erleben und Verhalten, das merklich von den Erwartungen der soziokulturellen Umgebung abweicht. Dieses Muster manifestiert sich in mindestens zwei der folgenden Bereiche:
   1. Kognition (d.h. die Art, sich selbst, andere Menschen und Ereignisse wahrzunehmen und zu interpretieren).
   2. Affektivität (d.h. die Variationsbreite, Intensität, Labilität und Angemessenheit emotionaler Reaktionen).
   3. Gestaltung zwischenmenschlicher Beziehungen.
   4. Impulskontrolle.
   5. Das überdauernde Muster ist unflexibel und tiefgreifend in einem weiten Bereich persönlicher und sozialer Situationen.

B. Das überdauernde Muster führt in klinisch bedeutsamer Weise zu Leiden und Beeinträchtigungen in sozialen, beruflichen oder anderen wichtigen Funktionsbereichen.

C. Das Muster ist stabil und lang andauernd, und sein Beginn ist mindestens bis in die Adoleszenz oder ins frühe Erwachsenenalter zurückzuverfolgen.

D. Das überdauernde Muster lässt sich nicht besser als Manifestation oder Folge einer anderen psychischen Störung erklären.

E. Das überdauernde Muster ist nicht Folge der physiologischen Wirkung einer Substanz (z.B. Substanz mit Missbrauchspotenzial, Medikament) oder eines medizinischen Krankheitsfaktors (z.B. nach Hirnverletzung).

Wichtig für die Diagnosestellung ist, dass die Vergabe einer Persönlichkeitsstörungsdiagnose die Bewertung lang andauernder Verhaltensmuster er-

2 Abdruck erfolgt mit Genehmigung aus der deutschen Ausgabe des Diagnostic and Statistical Manual of Mental Disorders, Fifth Edition © 2013, Dt. Ausgabe: © 2018, American Psychiatric Association. Alle Rechte vorbehalten.

fordert, die bereits in der mittleren bis späten Adoleszenz oder spätestens im frühen Erwachsenenalter vorgelegen haben müssen. Dieses Zeitkriterium ist in der Diagnostik wiederholt abzufragen. Das bedeutet nicht, dass in diesem frühen Alter bereits eine Behandlungsbedürftigkeit vorgelegen haben muss. Diese kann erst später, im Kontext von situativen Belastungen, manifest geworden sein. Eine PS-Diagnose kann auch früher, d.h. bereits bei Jugendlichen (ab der mittleren Adoleszenz) und bei jungen Heranwachsenden vergeben werden, wenn deren Persönlichkeitszüge andauernd und nicht auf eine Entwicklungsphase beschränkt sind. Die Vergabe einer PS-Diagnose setzt voraus, dass das Verhaltensmuster nicht im Zusammenhang mit Eigenarten der Ursprungskultur steht, weshalb insbesondere bei Migranten oder Personen aus einer anderen Kultur oder Religion eine Fremdanamnese durch eine nahestehende Person erfolgen sollte, die die Unangepasstheit für die spezifische Kultur beurteilen kann. Zudem sollten die Diagnostiker einen möglichen Geschlechtsbias kritisch reflektieren, der in der Diagnostik von PS häufiger als bei anderen psychischen Störungen wirksam wird.

PS-Diagnosen können ab der mittleren Adoleszenz vergeben werden

Es werden im DSM-5 zehn Persönlichkeitsstörungskategorien anhand spezifischer Merkmalslisten unterschieden:

Diagnostische Kriterien für PS nach DSM-5

Diagnostische Kriterien der Paranoiden Persönlichkeitsstörung nach DSM-5[3]

A. Tiefgreifendes Misstrauen und Argwohn gegenüber anderen, sodass deren Motive als böswillig ausgelegt werden. Der Beginn liegt im frühen Erwachsenenalter, und das Muster zeigt sich in verschiedenen Situationen. Mindestens vier der folgenden Kriterien müssen erfüllt sein:
1. Verdächtigt andere ohne hinreichenden Grund, ihn/sie auszunutzen, zu schädigen oder zu täuschen.
2. Ist stark eingenommen von ungerechtfertigten Zweifeln an der Loyalität und Vertrauenswürdigkeit von Freunden oder Partnern.
3. Vertraut sich nur zögernd anderen Menschen an, aus ungerechtfertigter Angst, die Informationen könnten in böswilliger Weise gegen ihn/sie verwendet werden.
4. Liest in harmlose Bemerkungen oder Vorkommnisse eine versteckte, abwertende oder bedrohliche Bedeutung hinein.
5. Ist lange nachtragend (d.h. verzeiht Kränkungen, Verletzungen oder Herabsetzungen nicht).
6. Nimmt Angriffe auf die eigene Person oder das Ansehen wahr, die anderen nicht so vorkommen, und reagiert schnell zornig oder startet rasch einen Gegenangriff.

3 vgl. Fußnote 2

7. Verdächtigt wiederholt ohne jede Berechtigung den Ehe- oder Sexualpartner der Untreue.

B. Tritt nicht ausschließlich im Verlauf einer Schizophrenie, einer bipolaren Störung oder depressiven Störung mit psychotischen Merkmalen oder einer anderen psychotischen Störung auf und ist nicht Folge der physiologischen Wirkung eines medizinischen Krankheitsfaktors.

Beachte: Wenn die Kriterien vor dem Auftreten einer Schizophrenie erfüllt waren, ist „prämorbid" hinzuzufügen, d.h. „Paranoide Persönlichkeitsstörung (Prämorbid)".

Diagnostische Kriterien der Schizoiden Persönlichkeitsstörung nach DSM-5[4]

A. Ein tiefgreifendes Muster, das durch Distanziertheit in sozialen Beziehungen und eine eingeschränkte Bandbreite des Gefühlsausdrucks im zwischenmenschlichen Bereich gekennzeichnet ist. Der Beginn liegt im frühen Erwachsenenalter, und das Muster zeigt sich in verschiedenen Situationen. Mindestens vier der folgenden Kriterien müssen erfüllt sein:

1. Hat weder den Wunsch nach engen Beziehungen noch Freude daran, einschließlich der Tatsache, Teil einer Familie zu sein.
2. Wählt fast immer einzelgängerische Unternehmungen.
3. Hat, wenn überhaupt, wenig Interesse an sexuellen Erfahrungen mit einem anderen Menschen.
4. Wenn überhaupt, dann bereiten nur wenige Tätigkeiten Freude.
5. Hat keine engen Freunde oder Vertraute, außer Verwandten ersten Grades.
6. Erscheint gleichgültig gegenüber Lob und Kritik von Seiten anderer.
7. Zeigt emotionale Kälte, Distanziertheit oder eingeschränkte Affektivität.

B. Tritt nicht ausschließlich im Verlauf einer Schizophrenie, einer bipolaren Störung oder depressiven Störung mit psychotischen Merkmalen, einer anderen psychotischen Störung oder einer Autismus-Spektrum-Störung auf und ist nicht Folge der physiologischen Wirkungen eines medizinischen Krankheitsfaktors.

Beachte: Falls die Kriterien vor dem Beginn einer Schizophrenie erfüllt waren, ist „prämorbid" hinzuzufügen, z.B. „Schizoide Persönlichkeitsstörung (Prämorbid)".

4 vgl. Fußnote 2

Diagnostische Kriterien der Schizotypen Persönlichkeitsstörung nach DSM-5[5]

A. Ein tiefgreifendes Muster sozialer und zwischenmenschlicher Defizite, das durch akutes Unbehagen in und mangelnde Fähigkeit zu engen Beziehungen gekennzeichnet ist. Weiterhin treten Verzerrungen der Wahrnehmung oder des Denkens und eigentümliches Verhalten auf. Der Beginn liegt im frühen Erwachsenenalter, und das Muster zeigt sich in verschiedenen Situationen. Mindestens fünf der folgenden Kriterien müssen erfüllt sein:
   1. Beziehungsideen (jedoch kein Beziehungswahn).
   2. Seltsame Überzeugungen oder magische Denkinhalte, die das Verhalten beeinflussen und nicht mit den Normen der jeweiligen subkulturellen Gruppe überein-stimmen (z.B. Aberglaube, Glaube an Hellseherei, Telepathie oder an den „sechsten Sinn"; bei Kindern und Jugendlichen bizarre Fantasien und Beschäftigungen).
   3. Ungewöhnliche Wahrnehmungserfahrungen einschließlich körperbezogener Illusionen.
   4. Seltsame Denk- und Sprechweise (z.B. vage, umständlich, metaphorisch, übergenau, stereotyp).
   5. Argwohn oder paranoide Vorstellungen.
   6. Inadäquater oder eingeschränkter Affekt.
   7. Verhalten oder äußere Erscheinung sind seltsam, exzentrisch oder merkwürdig.
   8. Mangel an engen Freunden oder Vertrauten außer Verwandten ersten Grades.
   9. Ausgeprägte soziale Angst, die nicht mit zunehmender Vertrautheit abnimmt und die eher mit paranoiden Befürchtungen als mit negativer Selbstbeurteilung zusammenhängt.

B. Tritt nicht ausschließlich im Verlauf einer Schizophrenie, einer bipolaren Störung oder depressiven Störung mit psychotischen Merkmalen, einer anderen psychotischen Störung oder einer Autismus-Spektrum-Störung auf.

Beachte: Wenn die Kriterien vor dem Beginn einer Schizophrenie erfüllt waren, ist „prämorbid" hinzuzufügen, d.h. „Schizotype Persönlichkeitsstörung (Prämorbid)".

5 vgl. Fußnote 2

Diagnostische Kriterien der Borderline-Persönlichkeitsstörung nach DSM-5[6]

Ein tiefgreifendes Muster von Instabilität in zwischenmenschlichen Beziehungen, im Selbstbild und in den Affekten sowie von deutlicher Impulsivität. Der Beginn liegt im frühen Erwachsenenalter und das Muster zeigt sich in verschiedenen Situationen. Mindestens fünf der folgenden Kriterien müssen erfüllt sein:

1. Verzweifeltes Bemühen, tatsächliches oder vermutetes Verlassenwerden zu vermeiden. (*Beachte:* Hier werden keine suizidalen oder selbstverletzenden Handlungen berücksichtigt, die in Kriterium 5 enthalten sind.)
2. Ein Muster instabiler und intensiver zwischenmenschlicher Beziehungen, das durch einen Wechsel zwischen den Extremen der Idealisierung und Entwertung gekennzeichnet ist.
3. Identitätsstörung: ausgeprägte und andauernde Instabilität des Selbstbildes oder der Selbstwahrnehmung.
4. Impulsivität in mindestens zwei potenziell selbstschädigenden Bereichen (Geldausgaben, Sexualität, Substanzmissbrauch, rücksichtsloses Fahren, „Essanfälle"). (*Beachte:* Hier werden keine suizidalen oder selbstverletzenden Handlungen berücksichtigt, die in Kriterium 5 enthalten sind.)
5. Wiederholte suizidale Handlungen, Selbstmordandeutungen oder -drohungen oder Selbstverletzungsverhalten.
6. Affektive Instabilität infolge einer ausgeprägten Reaktivität der Stimmung (z. B. hochgradige episodische Dysphorie, Reizbarkeit oder Angst, wobei diese Verstimmungen gewöhnlich einige Stunden und nur selten mehr als einige Tage andauern).
7. Chronische Gefühle von Leere.
8. Unangemessene, heftige Wut oder Schwierigkeiten, die Wut zu kontrollieren (z. B. häufige Wutausbrüche, andauernde Wut, wiederholte körperliche Auseinandersetzungen).
9. Vorübergehende, durch Belastungen ausgelöste paranoide Vorstellungen oder schwere dissoziative Symptome.

Diagnostische Kriterien der Histrionischen Persönlichkeitsstörung nach DSM-5[7]

Ein tiefgreifendes Muster übermäßiger Emotionalität oder Strebens nach Aufmerksamkeit. Der Beginn liegt im frühen Erwachsenenalter, und das Muster zeigt sich in verschiedenen Situationen. Mindestens fünf der folgenden Kriterien müssen erfüllt sein:

6 vgl. Fußnote 2

7 vgl. Fußnote 2

1. Fühlt sich unwohl in Situationen, in denen er/sie nicht im Mittelpunkt der Aufmerksamkeit steht.
2. Die Interaktion mit anderen ist oft durch ein unangemessen sexuell verführerisches oder provokantes Verhalten charakterisiert.
3. Zeigt rasch wechselnden und oberflächlichen Gefühlsausdruck.
4. Setzt durchweg die körperliche Erscheinung ein, um die Aufmerksamkeit auf sich zu lenken.
5. Hat einen übertrieben impressionistischen, wenig detaillierten Sprachstil.
6. Zeigt Selbstdramatisierung, Theatralik und übertriebenen Gefühlsausdruck.
7. Ist suggestibel (d.h. leicht beeinflussbar durch andere Personen oder Umstände).
8. Fasst Beziehungen enger auf, als sie tatsächlich sind.

Diagnostische Kriterien der Antisozialen Persönlichkeitsstörung nach DSM-5[8]

A. Ein tiefgreifendes Muster von Missachtung und Verletzung der Rechte anderer, das seit dem Alter von 15 Jahren auftritt. Mindestens drei der folgenden Kriterien müssen erfüllt sein:
   1. Versagen, sich in Bezug auf gesetzmäßiges Verhalten gesellschaftlichen Normen anzupassen, was sich in wiederholtem Begehen von Handlungen äußert, die einen Grund für eine Festnahme darstellen.
   2. Falschheit, die sich in wiederholtem Lügen, dem Gebrauch von Decknamen oder dem Betrügen anderer zum persönlichen Vorteil oder Vergnügen äußert.
   3. Impulsivität oder Versagen, vorausschauend zu planen.
   4. Reizbarkeit und Aggressivität, die sich in wiederholten Schlägereien oder Überfällen äußert.
   5. Rücksichtslose Missachtung der eigenen Sicherheit oder der Sicherheit anderer.
   6. Durchgängige Verantwortungslosigkeit, die sich im wiederholten Versagen zeigt, eine dauerhafte Tätigkeit auszuüben oder finanziellen Verpflichtungen nachzukommen.
   7. Fehlende Reue, die sich in Gleichgültigkeit oder Rationalisierung äußert, wenn die Person andere Menschen gekränkt, misshandelt oder bestohlen hat.

8 vgl. Fußnote 2

B. Die Person ist mindestens 18 Jahre alt.
C. Eine Störung des Sozialverhaltens war bereits vor Vollendung des 15. Lebensjahres erkennbar.
D. Das antisoziale Verhalten tritt nicht ausschließlich im Verlauf einer Schizophrenie oder einer bipolaren Störung auf.

Diagnostische Kriterien der Narzisstischen Persönlichkeitsstörung nach DSM-5[9]

Ein tiefgreifendes Muster von Großartigkeit (in Fantasie oder Verhalten), Bedürfnis nach Bewunderung und Mangel an Empathie. Der Beginn liegt im frühen Erwachsenenalter, und das Muster zeigt sich in verschiedenen Situationen. Mindestens fünf der folgenden Kriterien müssen erfüllt sein:

1. Hat ein grandioses Gefühl der eigenen Wichtigkeit (z.B. übertreibt die eigenen Leistungen und Talente; erwartet, ohne entsprechende Leistungen als überlegen anerkannt zu werden).
2. Ist stark eingenommen von Fantasien grenzenlosen Erfolgs, Macht, Glanz, Schönheit oder idealer Liebe.
3. Glaubt von sich, „besonders“ und einzigartig zu sein und nur von anderen besonderen oder angesehenen Personen (oder Institutionen) verstanden zu werden oder nur mit diesen verkehren zu können.
4. Verlangt nach übermäßiger Bewunderung.
5. Legt ein Anspruchsdenken an den Tag (d.h. übertriebene Erwartungen an eine besonders bevorzugte Behandlung oder automatisches Eingehen auf die eigenen Erwartungen).
6. Ist in zwischenmenschlichen Beziehungen ausbeuterisch (d.h. zieht Nutzen aus anderen, um die eigenen Ziele zu erreichen).
7. Zeigt einen Mangel an Empathie: Ist nicht willens, die Gefühle und Bedürfnisse anderer zu erkennen oder sich mit ihnen zu identifizieren.
8. Ist häufig neidisch auf andere oder glaubt, andere seien neidisch auf ihn/sie.
9. Zeigt arrogante, überhebliche Verhaltensweisen oder Haltungen.

9 vgl. Fußnote 2

Diagnostische Kriterien der Vermeidend-Selbstunsicheren Persönlichkeitsstörung nach DSM-5[10]

Ein tiefgreifendes Muster von sozialer Gehemmtheit, Insuffizienzgefühlen und Überempfindlichkeit gegenüber negativer Beurteilung. Der Beginn liegt im frühen Erwachsenenalter, und das Muster zeigt sich in verschiedenen Situationen. Mindestens vier der folgenden Kriterien müssen erfüllt sein:

1. Vermeidet aus Angst vor Kritik, Missbilligung oder Zurückweisung berufliche Aktivitäten, die engere zwischenmenschliche Kontakte mit sich bringen.
2. Lässt sich nur widerwillig mit Menschen ein, sofern er/sie sich nicht sicher ist, dass er/sie gemocht wird.
3. Zeigt Zurückhaltung in intimen Beziehungen, aus Angst beschämt oder lächerlich gemacht zu werden.
4. Ist stark davon eingenommen, in sozialen Situationen kritisiert oder abgelehnt zu werden.
5. Ist aufgrund von Gefühlen der eigenen Unzulänglichkeit in neuen zwischenmenschlichen Situationen gehemmt.
6. Hält sich für gesellschaftlich unbeholfen, persönlich unattraktiv oder anderen gegenüber unterlegen.
7. Nimmt außergewöhnlich ungern persönliche Risiken auf sich oder irgendwelche neuen Unternehmungen in Angriff, weil sich dies als beschämend erweisen könnte.

Diagnostische Kriterien der Dependenten Persönlichkeitsstörung nach DSM-5[11]

Ein tiefgreifendes und überstarkes Bedürfnis versorgt zu werden, das zu unterwürfigem und anklammerndem Verhalten und Trennungsängsten führt. Der Beginn liegt im frühen Erwachsenenalter, und das Muster zeigt sich in verschiedenen Situationen. Mindestens fünf der folgenden Kriterien müssen erfüllt sein:

1. Hat Schwierigkeiten, alltägliche Entscheidungen zu treffen, ohne ausgiebig den Rat und die Bestätigung anderer einzuholen.
2. Benötigt andere, damit diese die Verantwortung für seine/ihre wichtigsten Lebensbereiche übernehmen.

10 vgl. Fußnote 2
11 vgl. Fußnote 2

3. Hat Schwierigkeiten, anderen Menschen gegenüber eine andere Meinung zu vertreten, aus Angst Unterstützung und Zustimmung zu verlieren. (*Beachte:* Hier bleiben realistische Ängste vor Bestrafung unberücksichtigt.)
4. Hat Schwierigkeiten, Unternehmungen selbst zu beginnen oder Dinge unabhängig durchzuführen (eher aufgrund von mangelndem Vertrauen in die eigene Urteilskraft oder die eigenen Fähigkeiten als aus mangelnder Motivation oder Tatkraft).
5. Tut alles Erdenkliche, um die Versorgung und Zuwendung anderer zu erhalten bis hin zur freiwilligen Übernahme unangenehmer Tätigkeiten.
6. Fühlt sich alleine unwohl oder hilflos aus übertriebener Angst, nicht für sich selbst sorgen zu können.
7. Sucht dringend eine andere Beziehung als Quelle der Fürsorge und Unterstützung, wenn eine enge Beziehung endet.
8. Ist in unrealistischer Weise von Ängsten eingenommen, verlassen zu werden und für sich selbst sorgen zu müssen.

Diagnostische Kriterien der Zwanghaften Persönlichkeitsstörung nach DSM-5[12]

Ein tiefgreifendes Muster von starker Beschäftigung mit Ordnung, Perfektion und psychischer sowie zwischenmenschlicher Kontrolle auf Kosten von Flexibilität, Aufgeschlossenheit und Effizienz. Der Beginn liegt im frühen Erwachsenenalter, und das Muster zeigt sich in verschiedenen Situationen. Mindestens vier der folgenden Kriterien müssen erfüllt sein:

1. Beschäftigt sich übermäßig mit Details, Regeln, Listen, Ordnung, Organisation oder Plänen, sodass der wesentliche Gesichtspunkt der Aktivität dabei verlorengeht.
2. Zeigt einen Perfektionismus, der die Aufgabenerfüllung behindert (z. B. kann ein Vorhaben nicht beendet werden, da die eigenen überstrengen Normen nicht erfüllt werden).
3. Verschreibt sich übermäßig der Arbeit und Produktivität unter Ausschluss von Freizeitaktivitäten und Freundschaften (nicht auf offensichtliche finanzielle Notwendigkeit zurückzuführen).
4. Ist übermäßig gewissenhaft, skrupulös und rigide in Fragen von Moral, Ethik oder Werten (nicht auf kulturelle und religiöse Orientierung zurückzuführen).
5. Ist nicht in der Lage, verschlissene oder wertlose Dinge wegzuwerfen, selbst wenn sie nicht einmal Gefühlswert besitzen.

12 vgl. Fußnote 2

6. Delegiert nur widerwillig Aufgaben an andere oder arbeitet nur ungern mit anderen zusammen, wenn diese nicht genau die eigene Arbeitsweise übernehmen.
7. Ist geizig sich selbst und anderen gegenüber; Geld muss im Hinblick auf befürchtete künftige Katastrophen gehortet werden.
8. Zeigt Rigidität und Halsstarrigkeit.

2.2 Klinisches Interview

Wird die Diagnose einer PS auf dem Boden eines klinischen Interviews gestellt, so setzt dies eine ausführliche Anamnese mit Schwerpunkt auf der biografischen Anamnese voraus. Anhand dieser werden typische, in unterschiedlichen Lebensbereichen in Erscheinung tretende, wiederkehrende Verhaltensmuster identifiziert, die sich besonders unter Belastung zeigen. Wegen der Ich-Syntonizität sind, wenn immer möglich, neben den Angaben der Betroffenen auch Auskünfte von Angehörigen, Freunden etc. hinzuziehen. Bei stationären Behandlungen können diagnostische Schlussfolgerungen aus der Beobachtung der Patienten im Zusammensein mit anderen, z.B. in Gruppentherapien, aber auch in Konfliktsituationen und unter Stress gezogen werden (Herpertz & Bronisch, 2016).

Die klinische Diagnose einer PS setzt eine ausführliche biografische Anamnese voraus, die, wenn immer möglich, durch Auskünfte Dritter ergänzt wird

2.3 Diagnostische Instrumente zur Erhebung der kategorialen Diagnostik

Selbstbeurteilungsinstrumente können v.a. als Screening-Verfahren genutzt werden. Ihre Validität hängt allerdings in hohem Maße von der Introspektionsfähigkeit des Patienten ab. Sie unterliegen v.a. in der Diagnostik von Cluster-B-Persönlichkeitsstörungen wie der Histrionischen und Narzisstischen PS Grenzen, da diese oft mit eingeschränkter Selbstreflexion und Selbstkritik einhergehen. Schließlich werden diese Diagnosen nicht selten auch stigmatisierend erlebt, was ebenfalls die Validität der Diagnosen einschränken kann. Ansonsten neigen Selbstbeurteilungsinstrumente zu falsch positiven Befunden, was bei Screening-Instrumenten nicht von Nachteil ist. Hier stehen das „Strukturierte Klinische Interview für DSM-5 – Persönlichkeitsstörungen" (SCID-5-PD, inkl. Persönlichkeits-Screeningfragebogen [SCID-5-SPQ] mit 106 Fragen) (Beesdo-Baum et al., 2019) und die „International Personality Disorder Examination (IPDE)" mit 59 Fragen (Mombour et al., 1996), letztere als ICD-10-Version, zur Verfügung.

Fragebögen können als Screening-Instrumente eingesetzt werden

Bei strukturierten Interviews werden Fragen vorgegeben, die sich auf die Diagnosekriterien beziehen. Dem Diagnostiker ist es erlaubt, zusätzliche, selbst formulierte Fragen zu stellen, wenn die vorgegebenen Fragen kein eindeutiges Urteil erlauben. Die Durchführung des „Strukturierten Klinischen Interviews für DSM-5 – Persönlichkeitsstörungen (SCID-5-PD)" oder der „International Personality Disorder Examination (IPDE)" gilt heute als der Goldstandard in der Persönlichkeitsstörungsdiagnostik. Strukturierte Interviews resultieren in einer mäßigen bis ausgezeichneten Übereinstimmung im diagnostischen Urteil zwischen Diagnostikern (Kappa-Werte 0,48 und 0,98) und sind damit reliabler als die Ergebnisse klinischer Interviews.

Für die dimensionale Diagnostik von prominenten Persönlichkeitsmerkmalen (engl. domains), wie dies im Alternativen Modell des DSM-5 (Sektion III) gefordert ist, wurde von der American Psychiatric Association ein Selbsteinschätzungsinventar, das „Personality Inventory for DSM-5" (PID-5), entwickelt. Neben einer Langform[13] mit 220 Items, die eher für den Einsatz im Forschungskontext geeignet ist, existiert eine Kurzform[14] mit 25 Items, die gut im klinischen Alltag eingesetzt werden kann. Eine deutsche Version wurde von Zimmermann et al. (2014) erstellt und ist für die Anwendung im klinischen Alltag geeignet.

2.4 ICD-11: Das Ende der klassischen kategorialen Diagnostik bei Persönlichkeitsstörungen

Die kategoriale Diagnostik wird in der ICD-11 aufgrund von erheblichen konzeptuellen Unschärfen verlassen

Trotz mancher Fortschritte in der Diagnostik von PS häufte sich die Kritik bezüglich erheblicher konzeptueller Unschärfen der kategorialen Diagnostik. Dies bezog sich zum einen auf die arbiträr erscheinende Grenzziehung zur Normalität, der viele Studien gegenüberstanden, die auf ein Kontinuum zwischen Normalität und Persönlichkeitspathologie hinwiesen und die stigmatisierende Wirkung von PS-Diagnosen beklagten. Zudem führte die „Abarbeitung" von Kriterienlisten unter mangelnder Beachtung der allgemeinen Eingangskriterien einer PS zu einer inflationären Vergabe von PS-Diagnosen mit durchschnittlich drei komorbiden Diagnosen. Die einzigartige Persönlichkeitspathologie eines Individuums wird in mehrere Diagnosen zerlegt mit der Folge des Verlustes eines umfassenden Verständnisses der Problematik und des damit verbundenen Leidens. Für die klinische Diagnostik von besonderem Nachteil stellt sich die verbreitete Diagnostizierung der „Persönlichkeitsstörung nicht näher bezeichnet" (n.n.b.) dar, erlaubt sie weder Rückschlüsse auf den Schweregrad der Beeinträchtigung noch auf die Behandlungsplanung.

---

13 Dt. Version verfügbar unter: https://www.hogrefe.de/fileadmin/user_upload/hogrefe_de/Downloads/DSM-5_Online-Material/PID-5.pdf

14 Dt. Version verfügbar unter: https://www.hogrefe.de/fileadmin/user_upload/hogrefe_de/Downloads/DSM-5_Online-Material/PID-5-BF.pdf

Aber auch Patienten, die die gleiche Diagnose erhalten, können aufgrund polythetischer Kriterienlisten sehr unterschiedlich sein, was die Formulierung störungsspezifischer Konsequenzen für die Behandlung erschwert.

Mit den Ergebnissen großer amerikanischer Längsschnittuntersuchungen bei Patienten mit BPS wurde nicht nur dem Eingangskriterium hoher Verlaufsstabilität der Boden entzogen. Auch zeigten die Ergebnisse auf, dass remittierte, die diagnostischen Kriterien nicht mehr erfüllende Patienten weiterhin erhebliche soziale und berufliche Beeinträchtigungen aufweisen; bei fehlender Diagnosestellung allerdings laufen diese Patienten Gefahr, keinen therapeutischen Hilfebedarf mehr anzeigen zu können. Schlussfolgernd existiert eine Reihe von gut begründeten Argumenten, dass kategoriale PS-Diagnosen für die individuelle Therapieplanung bei Patienten Einschränkungen aufweisen und zudem auch heute noch wegen ihrer potenziell stigmatisierenden Wirkung von vielen Psychologischen Psychotherapeuten und Psychiatern zurückhaltend vergeben werden. Allerdings erscheint derzeit noch unklar, ob die neue dimensionale Klassifikation tatsächlich zu einer breiteren Berücksichtigung der Persönlichkeitspathologie bei der Behandlungsplanung führt und ob die zukünftigen Diagnosen den Reliabilitätsgrad heutiger kategorialer Diagnosen erreichen. Hierzu werden derzeit Felduntersuchungen durchgeführt.

2.5 Die dimensionale Klassifikation der Persönlichkeitsstörungen

Das Alternative Modell der PS im Abschnitt III des DSM-5 stellt den ersten systematischen dimensionalen Klassifikationsversuch dar. Das Hybrid-Modell umfasst neben sechs kategorialen PS (im Einzelnen Borderline-, Antisoziale, Narzisstische, Schizotypische, Vermeidend-Selbstunsichere- und Zwanghafte PS) zwei dimensionale Klassifikationsregeln. Im Kriterium A wird der Schweregrad der Funktionsbeeinträchtigung als fünfstufige Schweregradskalierung betreffend dem Selbst und der Gestaltung zwischenmenschlicher Beziehungen herausgearbeitet und mit einem normativen Maß verglichen. Das Kriterium B nimmt eine Evaluation pathologischer Persönlichkeitsmerkmale entsprechend eines Fünf-Faktoren-Modells vor: Negative Emotionalität, Enthemmung, Antagonismus, Distanziertheit, Psychotizismus, die in 25 klinisch relevante Merkmalsfacetten aufgeschlüsselt werden.

Andauernde Funktionsbeeinträchtigungen in Aspekten des Selbst und der zwischenmenschlichen Beziehungsgestaltung stehen im Zentrum der ICD-11-Klassifikation von PS. Sie müssen mindestens zwei Jahre vorliegen

In der ICD-11 wird nun mit Ausnahme der BPS eine durchgehend dimensionale Klassifikation verfolgt. In Anlehnung an die herkömmlichen Klassifikationssysteme beginnt der diagnostische Prozess mit dem Abgleich der allgemeinen Eingangskriterien:

- Andauernde Funktionsbeeinträchtigungen in Aspekten des Selbst (i.e. Identität, Selbstwert, Richtigkeit des Selbstbildes, Selbststeuerung) und

der zwischenmenschlichen Beziehungsgestaltung (i.e. Fähigkeit nahe und wechselseitig befriedigende Beziehungen zu entwickeln und aufrechtzuerhalten, die Perspektive anderer einnehmen und Konflikte lösen zu können).
- Lang andauernde Störung von mindestens zweijähriger Dauer.
- Die Störung manifestiert sich in unangepassten Mustern von Kognitionen, emotionaler Erfahrung, emotionalen Ausdrucks sowie Verhaltens.
- Die Störung manifestiert sich über eine Bandbreite persönlicher und sozialer Situationen.
- Das Verhaltensmuster ist für den Entwicklungsstand der Person unangemessen und lässt sich primär nicht durch soziokulturelle Faktoren, einschließlich sozialpolitischer Konflikte, erklären.
- Die Symptomatik ist nicht direkte Folge einer Medikation oder Substanz (einschließlich Entzugssymptomen) und lässt sich nicht besser durch andere Diagnosen erklären.
- Die Störung ist mit erheblichem Leiden und gewichtigen Funktionsbeeinträchtigungen im persönlichen, familiären, sozialen, Ausbildungs- oder Berufskontext oder in anderen Bereichen verbunden.

Erstmals wird nicht mehr von einer stabilen, sondern nur noch von einer lang andauernden Störung, die eine Mindestdauer von zwei Jahren voraussetzt, gesprochen. Sind die allgemeinen Kriterien erfüllt, wird im nächsten Schritt der Schweregrad der Störung dreistufig skaliert, d.h. ein dimensionales Konstrukt basierend auf Schweregraden wird für eine kategoriale Einteilung in eine leichte, mäßige bzw. schwere PS genutzt. Die Feststellung der Schweregraddiagnosen orientiert sich am Ausmaß der Funktionsbeeinträchtigung bezüglich des Selbst und der Qualität zwischenmenschlicher Beziehungen, sie berücksichtigt die kognitiven, emotionalen und behavioralen Manifestationsformen und den Durchdringungsgrad der Beeinträchtigungen, d.h. ob sie sich auf alle oder nur umschriebene Lebensbereiche beziehen.

2.6 Aspekte des Funktionsniveaus, die zur Schweregradbestimmung beitragen

Folgende Aspekte des Funktionsniveaus tragen zur Bestimmung des Schweregrades einer PS bei (vgl. auch die Karte „ICD-11-Diagnostik von Persönlichkeitsstörungen – Schweregrad“ am Ende des Buches):

Funktionsstörungen des Selbst betreffen Identität, Selbstwertgefühl, Genauigkeit der Selbsteinschätzung sowie Fähigkeit zur Selbststeuerung

- Ausmaß und Durchdringungsgrad betreffend Funktionsstörungen des *Selbst:*
  - Identität: Stabilität und Kohärenz des Identitätsgefühls (z.B. Ausmaß, in dem Identität oder Selbstgefühl unbeständig und inkonsistent oder besonders rigide und unbeweglich sind).
  - Selbstwertgefühl: Fähigkeit ein im Ganzen positives und stabiles Selbstwertgefühl aufrechtzuerhalten.

- Genauigkeit der eigenen Sicht auf die eigene Persönlichkeit, ihre Stärken und Grenzen.
- Fähigkeit zur Selbststeuerung (Fähigkeit angemessene Ziele zu planen, zu wählen und zu implementieren).

- Ausmaß und Durchdringungsgrad betreffend *interpersoneller Dysfunktion:*
  - Interesse, Beziehungen zu anderen einzugehen.
  - Fähigkeit, die Perspektiven anderer zu verstehen und zu berücksichtigen.
  - Fähigkeit, enge, wechselseitig befriedigende Beziehungen einzugehen und aufrechtzuerhalten.
  - Fähigkeit, Konflikte in Beziehungen zu bewältigen.

Interpersonelle Dysfunktionen schließen das Interesse an anderen, die Fähigkeit zur Perspektivübernahme, die Fähigkeit zu wechselseitig befriedigenden Beziehungen sowie die Fähigkeit zur Konfliktbewältigung ein

- Durchdringungsgrad, Schweregrad und Chronizität von emotionalen, kognitiven und Verhaltensmanifestationen der *Persönlichkeitsdysfunktion:*
  - Emotionale Manifestationen
    - Bandbreite und Angemessenheit emotionaler Erfahrungen und des emotionalen Ausdrucks.
    - Tendenz, emotional über- oder unterreagibel zu sein.
    - Fähigkeit, unerwünschte Emotionen zu erkennen und einzugestehen.
  - Kognitive Manifestationen
    - Richtigkeit situativer und zwischenmenschlicher Bewertungen, v. a. unter Stress.
    - Fähigkeit, angemessene Entscheidungen in ungewissen Situationen zu treffen.
    - Angemessene Stabilität und Flexibilität von Ansichten und Überzeugungen.
  - Verhaltensmanifestationen
    - Flexibilität im Kontrollieren von Impulsen und in der Modulation von Verhalten abhängig von der Situation und in Abwägung möglicher Konsequenzen.
    - Angemessenheit von Verhaltensreaktionen auf intensive Emotionen und stressvolle Umstände (z. B. Neigung zur Selbstschädigung und Gewalt).
- Ausmaß, in dem die beschriebenen Dysfunktionen mit Leid oder Beeinträchtigungen in persönlichen, familiären, sozialen, schulischen/beruflichen und anderen wichtigen Bereichen einhergehen.

In Ergänzung zum Schweregrad kann in einem dritten Schritt im Sinne von stilistischen Beschreibungen zu den vorherrschenden Persönlichkeitsmerkmalen Stellung genommen werden, die in besonderer Weise zu den Funktionsbeeinträchtigungen und den klinischen Manifestationen der Dysfunktionalität beitragen. Entsprechend des Fünf-Faktoren-Modells der Persönlichkeit können die folgenden prominenten Merkmale vergeben werden: Negative Affektivität, Dissozialität, Enthemmung, Zwanghaftigkeit und Distanziertheit. Sie decken sich weitgehend mit den Persönlichkeitsmerkmalen des Alternativen DSM-5-Persönlichkeitsstörungsmodells, sehen aber abweichend

Im Sinne von stilistischen Beschreibungen kann zu vorherrschenden Persönlichkeitsmerkmalen Stellung genommen werden

von jenem die Zwanghaftigkeit, nicht aber Psychotizismus vor. Letztere wird nach europäischer Tradition im schizophrenen Krankheitsspektrum verankert gesehen. Es werden keine Ausprägungsgrade der Persönlichkeitsmerkmale bewertet und somit nicht zu allen prominenten Persönlichkeitsmerkmalen diagnostisch Stellung genommen. Vielmehr werden nur die für die Dysfunktionalität bedeutsamen Merkmale genannt. Die vergebene Anzahl an prominenten Persönlichkeitsmerkmalen macht eine Aussage über die Schwere der PS. Eine leichte PS geht gewöhnlich mit einem oder wenigen prominenten dysfunktionalen Persönlichkeitsmerkmalen einher, während bei einer schweren PS eine hohe Anzahl vorliegt.

Merke

Eine *leichte Persönlichkeitsstörung* ist dadurch charakterisiert, dass die Funktionsbeeinträchtigung auf spezifische Lebensbereiche begrenzt ist und zumindest einige soziale und berufliche Rollen aufrechterhalten werden können. Zudem sind die spezifischen Manifestationen von leichtem Schweregrad und gehen nicht mit gravierendem Schaden für sich selbst oder andere einher.

Eine *mäßige Persönlichkeitsstörung* erstreckt sich in ihren Folgen auf mehrere Lebensbereiche, ihre emotionalen, kognitiven und behavioralen Manifestationen sind von mäßigem Schweregrad, und es können hin und wieder auch selbst- oder fremdschädigendes Verhalten auftreten.

Eine *schwere Persönlichkeitsstörung* schließlich ist mit der Erfüllung sozialer Normen inkompatibel, erstreckt sich auf so gut wie alle Lebensbereiche und geht oft mit selbst- oder/und fremdschädigendem Verhalten einher.

2.7 Prominente Persönlichkeitsmerkmale

Da bis Drucklegung noch keine verabschiedete ICD-11-Klassifikation vorliegt, haben wir uns bei der folgenden Beschreibung der prominenten Persönlichkeitsmerkmale an der vorläufigen Version[15] orientiert (vgl. auch die Karte „ICD-11-Diagnostik – Prominente Persönlichkeitsmerkmale“ am Ende des Buches): Wir beschreiben zunächst die prominenten Merkmale in Stichworten. Bei der Diagnosestellung wird jeweils eingeschätzt, ob und wenn ja, welche einzelnen Merkmale in prominenter Weise zur Funktionsbeeinträchtigung beitragen. Auf die charakteristischen Ausprägungen der Merkmale gehen wir im Anschluss in den jeweiligen Störungskapiteln des Buches ein (vgl. Kapitel 3 bis Kapitel 9).

15 Verfügbar unter: https://www.who.int/classifications/icd/en/

Negative Affektivität

Merkmal: Negative Affektivität

- *Große Bandbreite an negativen Emotionen in einer situativ unangemessenen Häufigkeit und Intensität:* Typische negative Emotionen sind u.a.: Angst, Depressivität, Verletzlichkeit, Furcht, Ärger, Feindseligkeit, Schuld und Scham.
- *Emotionale Labilität und Probleme der Emotionsregulation* äußern sich als gesteigerte Reagibilität gegenüber eigenen negativen Kognitionen sowie auf äußere Ereignisse hin. Sie können zum Grübeln über eigene Defizite und frühere Fehler, über tatsächliche oder vermeintliche Herabsetzungen oder Verletzungen neigen, oder/und auf äußere Bedrohungen und Kritik übermäßig reagieren. Auch zeichnet sich dieses Persönlichkeitsmerkmal durch geringe Frustrationstoleranz aus. Multiple Emotionen können gleichzeitig vorhanden sein oder rasch wechseln. Einmal verstimmt, haben sie Schwierigkeiten, ihre Fassung wiederzuerlangen, benötigen andere, die ihnen helfen, ihr emotionales Gleichgewicht wiederzuerlangen, oder verlassen die Situation.
- *Negativistische Haltungen* sind ein weiteres Merkmal negativer Affektivität mit der Neigung, Vorschläge in Erwartung negativer Konsequenzen zurückzuweisen.
- *Geringer Selbstwert und geringes Selbstvertrauen* können zu Vermeidungsverhalten, Abhängigkeit von anderen, Neidgefühlen oder Selbstabwertung bis hin zu suizidalen Gedanken und Verhalten führen. Dies schließt die Vermeidung von Situationen und Aktivitäten ein, die als vermeintlich zu schwierig (in einem intellektuellen, körperlichen, zwischenmenschlichen, emotionalen Sinne etc.) beurteilt werden sowie die Abhängigkeit vom Rat, der Führung oder Hilfe anderer.
- *Misstrauen* gegen andere, nachtragendes und unverzeihliches Verhalten können in zwischenmenschlichen Beziehungen dominieren oder auch Verbitterung und Zynismus gegen Gesellschaft und Systeme.

Beispiel: „Negative Affektivität“

Ein Patient reagiert auf bereits geringe Belastungen mitgenommen und hat Probleme, zu innerer Gelassenheit zurückzukehren. Er hat Angst vor negativer Bewertung und kleinste Fehler führen zu anhaltendem Grübeln über eigene Unzulänglichkeiten. Zudem neigt er zur Bewertung von Situationen i.S. von „das Glas ist halb leer und nicht halb voll“. Seine missmutige, pessimistische Gemütsverfassung belastet seine Familie; die Partnerschaft ist getrübt und bei seinen Kindern gilt er als Spielverderber.

Merkmal: Distanziertheit

Distanziertheit

- *Soziale Distanziertheit* meint die Vermeidung von sozialen Beziehungen, einen Mangel an Freundschaften und Intimität, an Zufallsbekanntschaften und eine mangelnde Freude an sozialen Kontakten und Situationen.
- *Emotionale Distanziertheit* zeichnet sich durch Reserviertheit, Unnahbarkeit, reduzierten Gefühlsausdruck und einen Mangel an emotionalen Erfahrungen (positiver und negativer Qualität) und Freude aus.

Beispiel: „Distanziertheit"

Eine Patientin vermeidet Einladungen und privaten Austausch mit Kolleginnen, empfindet das Zusammensein mit anderen als anstrengend und wenig freudvoll. Sie hat noch nie einen Partner gehabt und ist zunehmend sozial isoliert.

Merkmal: Dissozialität

Dissozialität

- *Selbstbezogenheit* manifestiert sich in Anspruchsverhalten, der Meinung, nur das Beste zu verdienen und wie selbstverständlich gegenüber den Wünschen und Bedürfnissen anderer bevorteilt werden zu müssen. Die Betroffenen erwarten Bewunderung, zeigen Verhalten, das Bewunderung einfordert, oder reagieren zornig, wenn diese ausbleibt.
- *Mangel an Empathie* äußert sich in Gleichgültigkeit darüber, ob das eigene Verhalten zu Unannehmlichkeiten oder Verletzungen anderer führt. Dies kann auch mit manipulativem, betrügerischem und ausbeuterischem Verhalten einhergehen. Mangelnde Empathie kann auch Gefühlskälte und ein Nicht-Berührtwerden von dem Leiden anderer bedeuten sowie aggressives und feindseliges Verhalten bis hin zu körperlicher Gewaltanwendung und sadistischen Tendenzen.

Beispiel: „Dissozialität"

Ein Patient reagiert auf andere mit Ärger bis hin zu Beschimpfungen, wenn diese sich seinen Wünschen nicht unterwerfen. Bei Arbeitskollegen ist er als Egoist bekannt und ist schon mehrfach in Probezeiten gekündigt worden.

Merkmal: Enthemmung

Enthemmung

- *Impulsivität:* Bei hoher Ausprägung lassen sich Betroffene in ihrem Verhalten aus dem Moment heraus leiten, ohne zukünftige Konsequenzen abzuwägen, und haben Schwierigkeiten, Belohnungen aufzuschieben.

- *Ablenkbarkeit:* Betroffene mit hoher Ausprägung sind wenig fokussiert, haben wenig Ausdauer, lassen sich schnell von irrelevanten Reizen ablenken und reagieren schnell mit Langeweile und Frustration.
- *Unverantwortlichkeit:* Individuen mit hoher Ausprägung sind unzuverlässig und lassen sich für ihr Verhalten nicht zur Rechenschaft ziehen.
- *Rücksichtslosigkeit:* Betroffene mit hoher Ausprägung lassen Vorsicht vermissen, überschätzen ihre Fähigkeiten und beachten keine potenziellen Sicherheitsrisiken.
- *Mangel an Planung:* Betroffene mit hoher Ausprägung bevorzugen spontanes Verhalten, fokussieren auf unmittelbare Gefühle, Einfälle und Gedanken und widmen sich wenig zukünftigen Zielen.

Beispiel: „Enthemmung"

Eine Patientin hat ihren Führerschein wegen notorischer Rücksichtslosigkeit im Straßenverkehr verloren. Sie berichtet von einer Anzahl von Kündigungen wegen Ausfällen und Zuspätkommens infolge von Alkoholexzessen. Mit ihrem Mann kommt es oft zu Konflikten, weil sie Absprachen in der Versorgung der Kinder nicht einhält.

Anankasmus

Merkmal: Anankasmus

- *Perfektionismus:* Äußert sich in ausgeprägter Beschäftigung mit sozialen Regeln, Erwartungen und Normen; ihre Aufmerksamkeit richtet sich auf Details, rigide Alltagsroutinen, unflexible Zeitplanung, Organisation und Ordentlichkeit. Dieselben Standards werden auch von anderen gefordert.
- *Beschränkung in Gefühlen und Verhalten:* Der emotionale Ausdruck wird rigide kontrolliert, das Verhalten ist stur, jede Form von Risiko wird vermieden, Neigung zu Perseveration und Absicherungsverhalten in Entscheidungssituationen.

Beispiel: „Anankasmus"

Ein Patient berichtet über Konflikte mit Arbeitskollegen, weil er deren Arbeit ständig als unzulänglich kritisiert, sie kontrolliert und vieles neu macht. Für ihn selbst ist Überlastung und ein drohendes Burnout die Folge.

Eine vollständige Beschreibung einer PS-Diagnose enthält die Bewertung des Schweregrads und die zutreffenden Merkmalsdefinitionen

Entscheidend für die PS-Diagnostik nach der ICD-11 ist, dass der diagnostische Prozess zwar eine kategoriale Entscheidung „Persönlichkeitsstörung Ja/Nein" beinhaltet, auf eine weitere kategorial-typologische Diagnostik aber komplett verzichtet wird. Eine vollständige Beschreibung einer PS-Di-

Optional kann die Zusatzbedingung „Borderline-Muster" vergeben werden

agnose enthält die Bewertung des Schweregrads und die zutreffenden Merkmalsdefinitionen. Zudem kann optional die Zusatzbedingung eines Borderline-Musters vergeben werden, sofern dies den klinischen Nutzen erhöht und die Identifizierung von solchen Patienten erleichtert wird, die auf bestimmte störungsspezifische psychotherapeutische Behandlungen, wie sie für die BPS zur Verfügung stehen, ansprechen können. Die WHO erkennt an, dass es nicht möglich sein wird, eine solche vollständige Evaluierung in allen Situationen durchzuführen.

3 Die Vermeidend-Selbstunsichere Persönlichkeitsstörung

Kontinuum von sozialen Ängsten reicht von Schüchternheit über stark ausgeprägte soziale Angst in vielen verschiedenen Lebenssituationen bis hin zu extremem Vermeidungsverhalten in fast allen sozialen Situationen

Viele Menschen, unter ihnen nicht nur Patientinnen mit ganz unterschiedlichen psychischen Störungsbildern, kennen Ängste in sozialen Situationen. Das Kontinuum von sozialen Ängsten reicht von Schüchternheit über stark ausgeprägte soziale Angst in vielen verschiedenen Lebenssituationen bis hin zu extremem Vermeidungsverhalten in fast allen sozialen Situationen. Daher ist es nicht verwunderlich, dass die Vermeidend-Selbstunsichere PS in der Allgemeinbevölkerung mit 1,7 % die höchste Prävalenzrate unter den PS hat. Auch im klinischen Kontext tritt die Vermeidend-Selbstunsichere PS sehr häufig auf. Die Prävalenzraten schwanken um ca. 15 %. Besonders wird diese PS komorbid zu anderen Angststörungen diagnostiziert, insbesondere der sozialen Angststörung. Gleichzeitig wird die Vermeidend-Selbstunsichere PS im klinischen Alltag aber auch häufig als Diagnose übersehen, wenn Patientinnen wegen einer anderen psychischen Störung, z. B. einer Depression, zur Behandlung kommen und verschweigen, dass sie solch starke Ängste vor Kritik haben, weil sie denken, dass auch die Therapeutin sie ablehnen wird. Wenn das Vermeidungsverhalten über Jahre andauert und zum dominierenden Stil im interpersonellen Verhalten wird, spricht man von einer Vermeidend-Selbstunsicheren PS.

3.1 Störungsbild

Die Vermeidend-Selbstunsichere PS ist durch ein sehr negatives Selbstbild, extreme Angst vor Kritik und Zurückweisung gekennzeichnet

Hauptmerkmale dieser Störung sind:
1. ein sehr negatives Selbstbild,
2. extreme Angst vor Kritik und
3. eine ebenso stark ausgeprägte Angst vor Zurückweisung.

Diese Merkmale führen dazu, dass Betroffene häufig sozial sehr isoliert leben, wenn überhaupt nur sehr wenige Freundschaften haben und auch oft in ihrem beruflichen Leben stark eingeschränkt sind. Durch ihr extremes Vermeidungsverhalten können sie häufig auch ihre beruflichen Fähigkeiten nicht voll zur Geltung bringen. In extremen Fällen gehen sie entweder gar keiner beruflichen Tätigkeit nach oder sind auf durch das Jobcenter vermittelte Tätigkeiten angewiesen, die oft gering bezahlt sind und deutlich unter ihren Fähigkeiten und ihrem Leistungsvermögen liegen. Die Vermeidend-Selbstunsichere PS ist auch daher eine die Lebensqualität stark beeinträchtigende Störung.

Die Vermeidend-Selbstunsichere PS beeinträchtigt die Lebensqualität stark

Fallbeispiel

Eine 35-jährige Medizinerin, alleinstehend, alleinlebend – sie hatte noch nie eine intime Beziehung – kommt zur Therapie wegen starker Selbstzweifel, Versagensängsten im beruflichen Kontext und depressiver Symptome mit Suizidgedanken. Sie hat keine wirklich engen Freundschaften, nur Bekanntschaften mit Arbeitskollegen. Sie ist in der Labormedizin tätig, vor allem, weil sie den direkten Kontakt mit Patientinnen und Patienten vermeiden möchte. Sie zweifelt ständig und grundlegend an sich und ihren Fähigkeiten. Da sich ihre berufliche Situation ändern soll und sie große Angst vor dem direkten Patientenkontakt hat, ist sie verzweifelt und weiß nicht, wie es weitergehen soll. Ihre extreme Schüchternheit, Zurückhaltung und Vermeidung behindert sie in ihrem beruflichen und sozialen Leben stark. Das Gespräch, die ärztliche Untersuchungssituation fallen ihr schwer, weil sie denkt, dass die Patientinnen sie ablehnen werden und sie irgendetwas falsch machen könnte. Wenn sie in einer beruflichen Veranstaltung zu spät kommt, möchte sie am liebsten in den Boden versinken, es fällt ihr in solchen Situationen sehr schwer, laut und deutlich zu sprechen. Sie ist sehr leistungsmotiviert und hat extrem hohe Erwartungen an die eigenen Leistungen. Da sie sehr viel arbeitet, hat sie kaum Zeit für Freizeitaktivitäten. Sie vermeidet weitere Reisen generell, kürzere Reisen in öffentlichen Verkehrsmitteln auch, da man anderen begegnen könnte; alles Unvertraute ist schwierig, bedeutet eine Hürde. Ihre Ressourcen sind neben ihrer Intelligenz und Gewissenhaftigkeit Geige spielen, Joggen und Fahrrad fahren. Sie wuchs als mittlere Tochter in einem sehr strengen und kritischen Elternhaus (insbesondere der Vater) auf. Im Elternhaus und auch unter den Geschwistern wurde wenig Wärme gezeigt. Beide Geschwister sind ebenfalls psychisch stark beeinträchtigt. Sie selbst hat sehr ausgeprägte Schamgefühle und denkt, dass sie eigentlich nicht wirklich dazugehört, egal, in welchem Kontext sie sich befindet.

3.2 Diagnostik

Der Kasten listet die diagnostischen Kriterien der Vermeidend-Selbstunsicheren PS nach ICD-11 auf:

Diagnostische Kriterien der Vermeidend-Selbstunsicheren Persönlichkeitsstörung nach ICD-11

Prominente Persönlichkeitsmerkmale:

In folgenden Persönlichkeitsmerkmalen liegen Auffälligkeiten vor:

- Negative Affektivität:
  - Starke Angst und Scham,
  - Schwierigkeiten der Emotionsregulation: Vermeidung starker Affekte,
  - negative Selbstattribution, negative Erwartungshaltung, keine Erwartung von sozialer Belohnung,
  - niedriger Selbstwert.
- Soziale Distanziertheit: Annäherungswunsch aber Vermeidung von Sozialkontakten aus Angst vor Ablehnung.
- Dissozialität: In der Regel keine Auffälligkeiten.
- Enthemmung: Auf dem gegensätzlichem Pol - sehr zurückhaltend und vorsichtig.
- Anankasmus: In der Regel keine Auffälligkeiten.

Schweregrad:

- *Leicht:* Sozial gehemmt, selbstkritisch, immer ängstlich angespannt, ständige kritische Selbstbeobachtung, Vermeidung in vielen Bereichen (z. B. wichtige Entscheidungen, von Neuem, von Konflikten), funktioniert in klar definierten Kontexten.
- *Mittel:* Langanhaltende Depressivität und Ängstlichkeit, sehr negatives Selbstbild, Vermeidung in fast allen Bereichen (Beruf, Partnerschaft und Freundschaften, Smalltalk).
- *Schwer:* Einsam, sozial isoliert, ohne enge Beziehungen und Freundschaften, beruflich deutlich eingeschränkt, schwerste Beeinträchtigung in sozialer Interaktion, extreme soziale Gehemmtheit, Suizidalität.

Bei schwerer Ausprägung sind die Betroffenen sehr einsam, sozial isoliert, beruflich eingeschränkt, in allen sozialen Interaktionen gehemmt oder die Situationen werden vermieden, Suizidalität

Differenzialdiagnostisch wird häufig hinterfragt, ob die Vermeidend-Selbstunsichere PS tatsächlich eine eigenständige diagnostische Kategorie und nicht eine besonders schwere Form der sozialen Angststörung ist. Mehrere Reviews diskutieren diese Frage und präsentieren überzeugende Argumente für und wider qualitative Unterschiede zwischen sozialer Angststörung und Vermeidend-Selbstunsicherer PS. Wenn man das Konstrukt der sozialen Ängstlichkeit relativ weit fasst, kann man die Vermeidend-Selbstunsichere PS durchaus als besonders schwere Form einer sozialen Angststörung verstehen. Dabei sind mit dieser Störung jedoch Probleme verbunden, die bei einer umschriebenen sozialen Angststörung nicht auftreten, wie z.B. der extrem niedrige Selbstwert, Zurückhaltung selbst in vertrauten Beziehungen und die durchgängige Vermeidung sozialer Situationen. Die Vermeidung bei Personen mit dieser PS ist beispielsweise so weitgehend, dass diese bei der Jobsuche Stellenanzeigen im Internet oder Zeitung gar nicht erst anschauen, geschweige denn zu einem Vorstellungsgespräch gehen würden.

3.3 Störungsmodell

Vor allem die grundlegenden Überzeugungen der eigenen Unzulänglichkeit und der Überlegenheit anderer führen zu dem extremen Vermeidungsverhalten

Für die Aufrechterhaltung der Störung und die charakteristischen interpersonellen Verhaltensweisen wird im motivorientierten Indikations- und Interventionsmodell (MIIM, Renneberg, 2018) postuliert, dass vor allem die grundlegenden Überzeugungen der eigenen Unzulänglichkeit und der Überlegenheit anderer zu dem extremen Vermeidungsverhalten führen. Typische Grundannahmen und handlungsleitende Kognitionen für die Vermeidend-Selbstunsichere PS sind: „Wenn andere mich näher kennenlernen, werden sie mein ‚wahres Selbst' entdecken und mich ablehnen", „Es wäre unerträglich, als minderwertig und unzulänglich bloßgestellt zu werden" und „Ich sollte Situationen, in denen ich Aufmerksamkeit erregen könnte, vermeiden oder mich so unauffällig wie möglich verhalten". Für Betroffene ist es daher zentral, um jeden Preis jedwede (erwartete) negative Bewertung durch andere zu vermeiden (vgl. Abbildung 1).

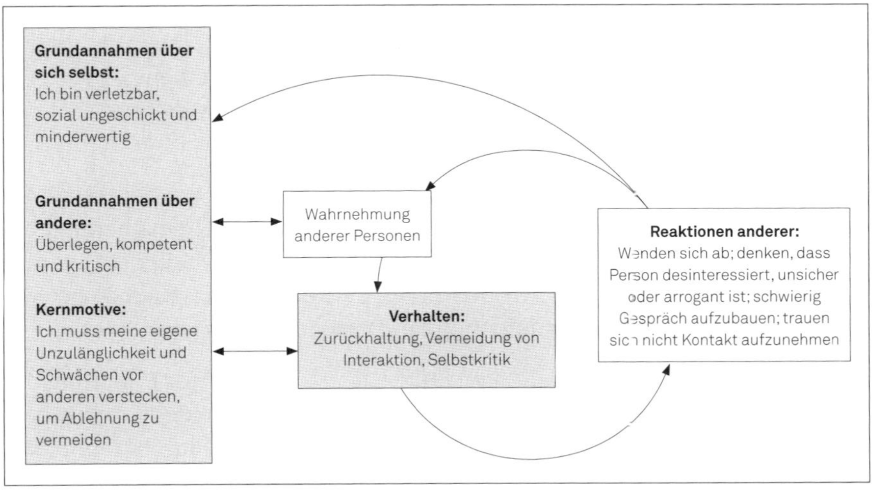

Abbildung 1: MIIM der Aufrechterhaltung der Vermeidend-Selbstunsicheren Persönlichkeitsstörung

Merke

Da Vermeidung von (erwarteter) negativer Bewertung oder ungünstiger Evaluation oberstes Gebot für die Betroffenen ist, berichten diese sehr zurückhaltenden Menschen häufig auch im therapeutischen Setting nicht über Details ihrer Probleme. Oft vermeiden sie von vornherein Kontakte, eben auch den Kontakt mit einer Therapeutin – wiederum aus Angst vor Abwertung.

3.4 Ätiologie

Wie bei allen psychischen Störungen wird bzgl. der Entstehung der Vermeidend-Selbstunsicheren PS von einem Zusammenwirken von genetischen und psychischen sowie sozialen Umweltfaktoren ausgegangen. Angaben zum Anteil der genetischen Faktoren schwanken zwischen 37 % und 64 %. Untersuchungen zum Temperament bei Kindern geben Hinweise darauf, dass eine Disposition zur Verhaltenshemmung (behavioral inhibition; Tendenz, auf neue Situationen eher gehemmt, scheu und zurückhaltend zu reagieren, bei gleichzeitiger hoher autonomer Erregung) ein Risiko für die Entwicklung einer sozialen Angststörung und auch für die Entwicklung einer Vermeidend-Selbstunsicheren PS darstellt. Gleichzeitig gilt, dass nicht alle gehemmten und schüchternen Kinder chronisch andauerndes soziales Vermeidungsverhalten entwickeln. Bisher wird die Interaktion zwischen Disposition und sozialen Entwicklungsfaktoren jedoch vor allem theoretisch formuliert, empirische Studien hierzu fehlen weitestgehend. Für die Entwicklung ausgeprägter sozialer Ängste wird vor allem dem Einfluss des elterlichen Erziehungsstils Bedeutung beigemessen. Ein kritischer, überprotektiver oder distanzierter Erziehungsstil ist mit der Entwicklung der Vermeidend-Selbstunsicheren PS assoziiert. Mindestens ebenso relevant scheinen negative Erfahrungen in der Beziehung zu Gleichaltrigen, hier wird vor allem das Erleben relationaler Gewalt als Risikofaktor genannt.

Neben lerntheoretischen Erklärungen kann für die ausgeprägte Angst vor Zurückweisung und Ablehnung auch das Konzept der Preparedness herangezogen werden. Preparedness ist eine evolutionär bedingte, biologisch verankerte Tendenz, Angst vor allen bedrohlichen Reizen, also auch Angst vor aggressiven, kritischen oder ablehnenden Personen zu zeigen.

Im Rahmen eines biopsychosozialen Störungsmodells sind zur Erklärung der Aufrechterhaltung und Entstehung der Symptomatik folgende Faktoren heranzuziehen: biologisch bedingte Vulnerabilität (behavioral inhibition, biological preparedness), psychologisch bedingte Vulnerabilität in Form von Grundüberzeugungen (dysfunktionale Kognitionen, Schemata), Kompetenzdefizite in sozialen Situationen, ein kritischer und distanzierter Erziehungsstil, spezifische, als belastend erlebte Lebensereignisse in Kindheit und Adoleszenz (z. B. Erfahrung von öffentlicher Kritik oder Ablehnung). Ein Überblick zur Ätiologie findet sich in Weinbrecht, Schulze, Boettcher und Renneberg (2016).

3.5 Psychotherapie

Zu Beginn der Therapie wird gemeinsam mit der Patientin ein individuelles Störungs- bzw. Erklärungsmodell entwickelt. Dabei werden die biologischen, sozialen und psychologischen Faktoren für die Patientin in ihren Anteilen exploriert. Ziel ist, dass die Patientin sich selbst erklären kann, warum die Ängste und das Vermeidungsverhalten so stark ausgeprägt sind, sich dafür nicht verurteilt und sich von der Therapeutin angenommen fühlt.

Die aktuellen Ansätze kognitiv-verhaltenstherapeutischen Vorgehens basieren auf erfolgreichen Behandlungsansätzen für die soziale Angststörung. Im Prinzip sind diese Interventionen auch für die Vermeidend-Selbstunsichere PS erfolgreich einsetzbar; allerdings bedarf es einer besonders supportiven therapeutischen Beziehung, das Vorgehen sollte graduiert entlang einer Angst- bzw. Vermeidungshierarchie und in kleinen Schritten erfolgen und aufgrund der Rigidität der Denk- und Verhaltensmuster braucht es meist deutlich mehr Wiederholungen. Ein besonderer Wert wird auf den Aufbau eines positiveren Selbstbilds gelegt (Renneberg, Goldstein, Phillips & Chambless, 1990). Bei den Patientinnen, die eine so große Angst vor negativer Bewertung haben, ist eine nicht wertende Haltung der Therapeutin unbedingte Voraussetzung für die Möglichkeit, sich in den Sitzungen zu öffnen und anzufangen, Vertrauen zu bilden. Wichtig ist, dass in der Therapiesituation relevante, nicht zu schwere Situationen bearbeitet werden.

Es bedarf einer besonders supportiven therapeutischen Beziehung, das Vorgehen sollte graduiert entlang einer Angst- bzw. Vermeidungshierarchie und in kleinen Schritten erfolgen und aufgrund der Rigidität der Denk- und Verhaltensmuster braucht es meist deutlich mehr Wiederholungen

Übersicht des therapeutischen Vorgehens

1. Abklärung der Suizidalität.
2. Supportive, nicht wertende therapeutische Beziehung aufbauen.
3. Therapieauftrag klären.
4. Diagnose transparent und ressourcenorientiert kommunizieren.
5. Individuelles Störungsmodell (MIIM) gemeinsam erarbeiten.
6. Kognitive Umstrukturierung.
7. Verhaltensexperimente graduiert entlang einer Angst- bzw. Vermeidungshierarchie.
8. Rollenspiele und Übungen zum Verhaltensaufbau, in denen hilfreichere Kognitionen immer eingebaut werden.
9. Hausaufgaben zur Generalisierung in den Alltag.

Relevante Alltagssituationen werden exploriert und in kurzen Rollenspielen geübt

In der Behandlung der Patientin aus dem Fallbeispiel wurde eine relevante Alltagssituation exploriert, in der die Angst vor Ablehnung verhindert, sozial kompetentes Verhalten zu zeigen.

Beispieldialog

Eine sehr unangenehme, aber nicht vermiedene Situation für die Patientin ist eine Begrüßungssituation von Kollegen bei einer Fortbildungsveranstaltung. Diese stehen in einer kleinen Gruppe beisammen. Die Patientin denkt, dass von ihr erwartet wird, dass sie hingeht, den Kollegen die Hand gibt und „Hallo" sagt, sich am Smalltalk beteiligt. Diese Situation wird in der Therapie besprochen.

Th.: Damit ich mir das besser vorstellen kann, wie sieht das genau aus? Kennen Sie die anderen Kollegen?

Pat.: Ja, ich kenne einen Kollegen, den ich begrüßen möchte. Die stehen meistens in kleineren Gruppen und sind in Gespräche vertieft ...

Th.: O.k., können wir uns das mal kurz genau anschauen? Damit ich mir das gut vorstellen kann, tun wir so, als wären wir auf dem Kongress. Ich bin der Kollege, spreche gerade mit einer anderen Person und Sie kommen zu mir und wollen mich begrüßen. O.k.?

(Hier wird übergangslos mit einer Szene wie in einem Rollenspiel begonnen: Die Therapeutin steht auf, fängt an, mit imaginiertem Kollegen zu sprechen, die Patientin nähert sich zögerlich von hinten, sagt sehr leise: „Hallo." Sie ist dabei nicht im Blickfeld des Kollegen und wirkt etwas ungelenk. Für die Therapeutin in der Rolle des Kollegen wurde deutlich, dass die Patientin nicht in ihrem Blickfeld war und daher diese auch ihren Blick nicht auf sie richten konnte. Die Therapeutin denkt, dass das in einem nächsten Schritt geändert werden sollte.)

Th.: Prima. Jetzt kann ich mir die Situation gut vorstellen. Ich kann gut verstehen, dass es Ihnen schwerfällt, den Kollegen zu begrüßen, der ins Gespräch vertieft zu sein scheint. Was geht Ihnen durch den Kopf, wenn Sie sich der kleinen Gruppe nähern?

Pat.: Ich denke, vielleicht möchte der Kollege ja nicht, dass ich sie alle begrüße.

Th.: Ja, das kann einem unangenehm sein, wenn man erwartet, dass die andere Person nicht möchte, dass man sie grüßt. Wissen Sie, ob der Kollege nicht möchte, dass Sie ihn begrüßen?

Pat.: Nein, das weiß ich nicht.

Th.: Lassen Sie uns überlegen, was die Situation einfacher machen könnte. In der Rolle als Ihr Kollege habe ich eben gemerkt, dass ich Sie gar nicht gesehen habe. Vielleicht wäre es günstiger, wenn Sie zunächst in mein Blickfeld gehen und mich dann begrüßen? Sollen wir das ausprobieren?

(Wieder steht die Therapeutin übergangslos auf und fordert die Patientin auf, die Begrüßungssituation zu wiederholen. Die Patientin geht beim zweiten Durchgang ins Blickfeld und wird von der Therapeutin freundlich begrüßt.)

Th.: Das war sehr gut. Ich habe Sie gesehen und mich gefreut, dass Sie mich begrüßt haben.

Kleine Schritte beim Üben von Verhaltensänderungen

So wird in kleinen Schritten geübt, die Ängste zu bewältigen und sozial kompetenteres Verhalten aufzubauen. Der nächste kleinere Schritt ist bei dieser Sequenz, lauter zu sprechen. Weitere Verhaltensweisen, auf die geachtet und die ggf. geübt werden sollten, sind Blickkontakt herstellen, Lächeln, beschwingtes, zielgerichtetes Hingehen usw. Das Beispiel soll illustrieren, dass mit mehreren Wiederholungen neues Verhalten geübt und alternatives Verhalten aufgebaut werden kann. Wichtig ist, dass immer validiert und sofort positive Rückmeldung gegeben wird, wenn die Patientin aktiv teilnimmt.

Validieren und positive Rückmeldungen geben

Vermeidung von Gefühlen

Ein weiteres häufiges Thema für Patientinnen mit Vermeidend-Selbstunsicherer PS ist die Vermeidung von Gefühlen. Die Patientin aus dem Fallbeispiel hatte sehr große Angst davor, zu weinen, und meinte, sie habe in den letzten Jahren überhaupt nicht geweint und sie „könne nicht weinen".

Beispieldialog

Th.: Können Sie sagen, was Sie daran hindert zu weinen, wenn Sie sehr traurig sind?

Pat.: Ich habe Angst.

Th.: Wovor haben Sie Angst?

Pat.: Ich weiß es nicht, kann ich nicht genau sagen ...

Th.: Könnte es sein, dass Sie Angst davor haben, dass andere es bemerken könnten, dass Sie geweint haben?

Pat.: Vielleicht ... Aber ich habe, glaube ich, Angst davor, dass es nie wieder aufhört, dass ich wie in einem großen Wasserloch untergehe und nicht wieder hochkomme oder auftauche, weil ich immer weiter weinen muss und es keinen Ausweg gibt.

Th.: Jetzt kann ich verstehen, warum Sie Angst vor dem Weinen haben, die Vorstellung, die Sie schildern, macht Angst. ... Lassen Sie uns genauer hinschauen. Viele Menschen erleben ja sehr traurige Dinge in ihrem Leben, z.B., wenn eine sehr nahestehende, geliebte Person stirbt und sie sehr um diese Person trauern und weinen; haben Sie schon einmal gehört, dass jemand nie wieder aufgehört hat zu weinen?

Pat.: Mmh, nein, habe ich noch nicht gehört, ... aber das heißt ja nicht, dass es das nicht gibt.

Th.: Das stimmt. Das weiß man nicht genau. Was meinen Sie, wie hoch schätzen Sie die Wahrscheinlichkeit ein, dass jemand nie wieder aufhört mit dem Weinen?

Kognitive Techniken werden eingesetzt, um negative Verzerrungen in der Erwartung, in der Wahrnehmung (Selbstaufmerksamkeit) und der Erinnerung sozialer Situationen zu identifizieren. Charakteristische negative Kognitionen sind beispielsweise: „Wenn die anderen meine Unsicherheit sehen, nehmen sie mich nicht ernst", „Ich bin nichts wert", „Ich bin unattraktiv, deshalb wollen andere nicht mit mir zusammen sein". Der hinderliche Charakter dieser Gedanken wird im sokratischen Dialog herausgearbeitet. Dabei ist immer wieder darauf zu achten, dass die Patientinnen sich nicht selbst für die Art, wie sie denken, abwerten. Auf Seite der Therapeutinnen bedeutet dies, wann immer es möglich ist, zu validieren und zu verstärken, wenn die Patientinnen überhaupt die Ängste und Befürchtungen ansprechen.

Mit Geduld und erst, wenn beide darin übereinstimmen, dass sie die Kernaussagen gefunden haben, werden förderliche Gedanken erarbeitet und ihre Anwendung in verschiedenen Situationen erprobt. Dafür müssen die Patientinnen motiviert sein, sich angstbesetzten Situationen auszusetzen. In dieser Therapiephase kann es sinnvoll sein, Techniken des Motivational Interviewing einzusetzen, um sicherzustellen, dass die Patientinnen tatsächlich das Rationale des therapeutischen Vorgehens gut verstanden haben und bereit sind, Alternativen zu ihrem Vermeidungsverhalten auszuprobieren.

Sicherheits-verhalten

Grundsätzlich kann Exposition in verschiedenen Modi erfolgen: (a) in sensu, das heißt, die betroffene Person stellt sich vor, in einer angstbesetzten Situation zu sein, (b) im Rollenspiel, z.B. mit der Therapeutin oder mit anderen Teilnehmenden einer Gruppentherapie, oder (c) in vivo, also in einer Situation des (alltäglichen) Lebens. Es ist zu beachten, dass verschiedene soziale Situationen unterschiedlich starke Angst bei den Betroffenen auslösen. Dieser Angsthierarchie sollte daher Stufe für Stufe begegnet werden. Bei einer Expositionsübung ist es wichtig, sich möglichst vollständig auf die gefürchtete Situation einzulassen, d.h. kein Sicherheitsverhalten zu nutzen und den Aufmerksamkeitsfokus zu externalisieren.

Sicherheitsverhalten

Unter Sicherheitsverhalten werden Verhaltensweisen zusammengefasst, die dazu dienen, gefürchtete Konsequenzen zu verhindern: Zum Beispiel während eines Gespräches keinen Augenkontakt aufnehmen, um nicht die negativen Reaktionen im Gesicht des Gegenübers zu sehen. Gleichzeitig führt das Sicherheitsverhalten häufig zu einer schlechteren sozialen Performanz. Im Unterschied zu einer Patientin mit einer sozialen Phobie kann es allerdings bei Patientinnen mit einer ausgeprägten Vermeidend-Selbstunsicheren PS ein wichtiger erster Schritt sein, überhaupt ein alternatives Verhalten zu erproben, um danach in weiteren Schritten sozial kompetentere oder angemessenere Varianten zu üben. Es gilt, gemeinsam mit der Patientin ein erstes Alternativverhalten zur kompletten Vermeidung zu erproben und an der Stelle zu beginnen, an der es für sie möglich ist. Das kann bedeuten, zunächst einmal überhaupt die Worte zu sagen, die sie sagen will, danach eventuell mit Blickkontakt, dann in aufrechter Sitzposition, danach in klarer, lauter Sprache etc. (vgl. Beispieldialog auf S. 40).

Extremer Selbstfokus

Neben dem Einsatz von Sicherheitsverhaltensweisen hindert auch der extreme Selbstfokus Personen mit einer Vermeidend-Selbstunsicheren PS daran, soziale Situationen positiv zu erleben. Den Betroffenen gelingt es in sozialen Interaktionen kaum, ihre Aufmerksamkeit von sich selbst und ihrer eigenen Ängstlichkeit zu lösen. Dies verhindert, dass sie ihr Gegenüber und die Situation voll wahrnehmen und führt damit zu weiterer Verunsicherung und Ängstlichkeit. Zur Veränderung des Fokus hat sich der Einsatz von Videoaufnahmen und Videofeedback als nützlich erwiesen.

3.5.1 Videofeedback

Der Einsatz von Videoaufnahmen von Rollenspielen und Verhaltensexperimenten hat sich bei der Behandlung dieser Patientinnengruppe sehr bewährt. Beim Videofeedback wird zum einen die ungünstig negativ verzerrte Selbstwahrnehmung überprüft und zum anderen kann über das Videofeedback die Wirkung von Sicherheitsverhaltensweisen und Selbstaufmerksamkeit verdeutlicht werden. Im Folgenden werden Techniken der motivierenden Gesprächsführung beschrieben, um eine Patientin für den Videoeinsatz zu motivieren. Sie hatte große Angst davor, auf Video aufgenommen zu werden und sich das hinterher wieder anzuschauen. Eine relevante Alltagssituation mit nicht zu großer Schwierigkeit wird ausgewählt und die Videoaufnahme wird erklärt.

Beispieldialog

Pat.: Ich kann doch meinen Kollegen nicht bitten, die Arbeitszeiten zu tauschen, das traue ich mich nicht. Der wird das bestimmt ablehnen.

Th.: Ich verstehe, dass Sie große Angst davor haben, Ihren Kollegen um den Gefallen zu bitten, die Arbeitszeiten zu tauschen. Gleichzeitig wäre das sehr wichtig für Sie, richtig?

Pat.: Ja, schon.

Th.: Vielleicht können wir die Situation und die verschiedenen möglichen Verhaltensweisen einmal auf Video aufnehmen und dann können Sie auswählen, was Sie am besten finden. O.k.?

Pat.: Oh nein, nicht auf Video! Das halte ich nicht aus.

Th.: Was spricht denn gegen eine Videoaufnahme?

Pat.: Dann muss ich das angucken und denken, wie schrecklich ich das mache.

Th.: Ja, das verstehe ich. Den meisten Leuten gefällt es nicht, sich auf Video anzusehen, gleichzeitig erlaubt die Videoaufnahme, dass wir erst einmal schauen, wie Sie sich verhalten und was Sie schon gut machen. Wie groß ist Ihre Angst vor der Videoaufnahme? *(Skala von 0 - entspannt - bis 100 - extreme Angst, Panik)*

Pat.: 85.

Th.: O.k., jetzt ist sie 85. Das ist hoch. Ich schlage trotzdem vor, wir fangen jetzt an und schauen uns an, was mit der Angst passiert. O.k.? Also ich bin Ihr Kollege.

(Die Therapeutin steht auf und stellt sich als Rollenspielpartner zur Verfügung. Ein kurzes Rollenspiel wird gefilmt.)

Th.: Prima, dass Sie das gemacht haben! Das können wir jetzt gut nutzen. Lassen Sie uns gleich noch eine zweite Variante ausprobieren

Beim Anschauen von Videoaufnahmen werden zwei Fragen gestellt: (1) Was war gut? (2) Was könnte man noch besser machen?

Kleine Verhaltensexperimente im Alltag

Direkt anschließend wird die Videoaufnahme angeschaut und anhand folgender Fragen besprochen: (1) Was war gut? Was hat mir gefallen? (2) Was könnte man noch besser machen? Patientin und Therapeutin benennen so konkret wie möglich die Verhaltensweisen, die geändert werden könnten. Wichtig ist, zu vermitteln, dass es nicht eine perfekte Variante gibt, sondern viele Möglichkeiten und dass es gilt, herauszufinden, welche Variante für die Patientin stimmig ist. Dann wird wieder probiert, sodass eine Atmosphäre von Experimentieren oder Ausprobieren entsteht. Um diese Phase der Therapie vorzubereiten, eignet sich ein kurzer Text von Groschupf (2005) über das Durchführen kleiner Verhaltensexperimente im sozialen Alltag (z. B. jemanden nach dem Weg fragen, obwohl man ihn kennt). Dieser gut zu lesende Text, der aus der Sicht eines Menschen mit großen sozialen Ängsten geschrieben ist, kann den Patientinnen zum Lesen gegeben werden.

Das Video wird gemeinsam mit der Therapeutin angeschaut und die betroffene Person bewertet das eigene Aussehen, das Verhalten, die eigene Stimme und Wortwahl, so als ob sie „fremden Personen bei einem Gespräch zusähe". Die Bewertung, wie ängstlich sie sich im Video als „fremde Person" einschätzt, wird dann verglichen mit der Erinnerung der eigenen Ängstlichkeit in der Rollenspielsituation. Dabei tritt fast immer der Effekt auf, dass beim Betrachten des Videos die Bewertung „von außen" deutlich positiver ist als die subjektiv erlebte Anspannung bzw. Angst. Eine detaillierte Anleitung zum Einsatz der videobasierten Rückmeldung findet sich bei Warnock-Parkes et al. (2017).

Überprüfen der Nützlichkeit von Sicherheitsverhaltensweisen durch Videoaufnahmen und -feedback

Eine weitere wichtige Funktion des Videofeedbacks besteht in der Überprüfung der Nützlichkeit von Sicherheitsverhaltensweisen und Selbstaufmerksamkeit. Dabei wird wie folgt vorgegangen: Die betroffene Person spielt zweimal die gleiche soziale Situation. Im ersten Durchgang wendet sie wie üblich Sicherheitsverhalten an und fokussiert auf sich selbst. Im nächsten Durchgang versucht sie, ihre Aufmerksamkeit nach außen zu lenken und kein Sicherheitsverhalten zu zeigen. Subjektive Ängstlichkeit und „objektives" Wirken im Video werden verglichen. Fast immer stellen die Betroffenen dabei fest, dass

Selbstaufmerksamkeit und Sicherheitsverhaltensweisen nicht nur dazu führen, dass sie sich in einer Situation ängstlicher fühlen, sondern dass sie auch unsicherer und weniger kompetent wirken. Auch bei diesem Vorgehen sollte man mit einfachen, weniger belastenden Szenarien bzw. Situationen beginnen und sich dann subjektiv schwerer eingeschätzten und bedeutsameren Situationen zuwenden. Eine weitere Möglichkeit ist es, eine Momentaufnahme des Videos zu nutzen, die die Person in einer Situation zeigt, in der sie selbst sich als extrem selbstfokussiert und von starker innerer Ängstlichkeit geprägt einschätzt und eine zweite Aufnahme, in der sie ihrer Selbsteinschätzung nach extern fokussiert ist und weniger Ängste verspürt. In der Regel ist beim Betrachten der beiden Aufnahmen diese unterschiedlich starke innere Angst keineswegs sichtbar. Der Einsatz von Videoaufnahmen und Videoverhaltensexperimenten hat sich bei Personen mit Vermeidend-Selbstunsicherer PS ganz besonders bewährt, da sie damit eine eigene Bewertung ihres Erscheinens vornehmen und nicht auf die Rückmeldung durch die Therapeutin oder andere angewiesen sind. Dies ist daher wichtig, weil eine zentrale Befürchtung die ist, dass Angst und Unsicherheit von anderen gesehen werden können und daraufhin eine Abwertung durch diese Personen erfolgt. Auch kann der Gedanke bestehen, dass die Therapeutin nur deshalb positive Rückmeldung gibt, weil sie es gut meint, und nicht, weil sie das gezeigte Verhalten wirklich gut findet.

Manche Patientinnen mit Vermeidend-Selbstunsicherer PS können auf andere auch unterkühlt oder sogar arrogant wirken. Rückmeldungen für das Interaktionsverhalten und das Üben von alternativen Verhaltensweisen (Blickkontakt, freundliches Lächeln) sind auch in diesen Fällen wichtig, um sozial kompetenteres Verhalten aufzubauen.

Neben der Arbeit an dem Vermeidungsverhalten und dem Abbau der Ängste gilt es in der Therapie auch über die Ressourcen der Patientinnen zu sprechen, um diese bewusst zu machen. Das Denken über sich selbst ist in der Regel dominiert von den eigenen Unzulänglichkeiten und Schwächen; das Sprechen über Fähigkeiten und Hobbys verschiebt den Fokus und schafft Raum für positive Aspekte der eigenen Person. Die Integration ressourcenaktivierender Techniken zeigte sich in der Behandlung von sozialen Angststörungen von Vorteil und sollte deshalb auch in die Behandlung der Vermeidend-Selbstunsicheren PS einfließen.

Das Sprechen über eigene Ressourcen, Fähigkeiten und Hobbys verschiebt den Fokus und schafft Raum für positive Aspekte der eigenen Person

Ressourcenaktivierung

Beispielfragen für die Ressourcenaktivierung:

- Was macht Ihnen Spaß?
- Was können Sie gut?
- Welches sind Ihre Stärken?
- Was mögen Sie an sich?

Verhaltensexperimente können auch zur Ressourcenförderung eingesetzt werden

Auch konkrete Vorschläge können helfen, die Aufmerksamkeit auf positive Aktivitäten und Eigenschaften zu lenken. Gemeinsam werden Ideen entwickelt, um Spaß und Genuss zu erleben: Hobbys wie Musik machen, Sport treiben, Gärtnern etc. sollten gepflegt werden. In jeder Sitzung kann eine gewisse Zeit darauf verwendet werden, über Positives zu berichten. Auch hier gilt es, kleine Experimente im Alltag zu machen, um zu schauen, wie es den Patientinnen dabei geht. Und diese dann zu Beginn der nächsten Sitzung zu berichten.

3.5.2 Einzel- oder Gruppentherapie?

Wie in der Behandlung der sozialen Phobie wird auch bei der Vermeidend-Selbstunsicheren PS diskutiert, welchem Behandlungsformat der Vorzug zu geben ist, dem Einzel- oder dem Gruppensetting. Bei der Einzeltherapie liegen die Vorteile darin, ein individuelles Störungsmodell und die Identifikation von Sicherheitsverhalten und kognitiven Verzerrungen sehr spezifisch erarbeiten zu können. Die Betroffenen sind einer möglichen oder befürchteten Überforderung in der Gruppe nicht ausgesetzt und der Organisationsaufwand ist geringer. Für das Gruppensetting sprechen die Nutzung der allgemeinen Wirkfaktoren von Gruppentherapien; insbesondere die durch das Setting gegebene Möglichkeit, sich mit anderen auszutauschen, die ähnliche Probleme haben, die Möglichkeit der Exposition (Gruppe als sozialer Mikrokosmos) und der Habituation sowie die möglichen Lernerfahrungen in der Gruppe und die Möglichkeiten, Gruppenmitglieder in Rollenspiele sowie beim Feedback systematisch miteinzubeziehen. Die empirische Befundlage, welchem Setting der Vorzug zu geben ist, ist bisher jedoch nicht eindeutig.

Kombination von Gruppen und Einzeltherapie erscheint vielversprechend

Wir haben gute Erfahrungen mit der Kombination von Einzel- und Gruppentherapie für Patientinnen und Patienten mit starken sozialen Ängsten und Vermeidend-Selbstunsicherer PS gemacht (Boettcher, Weinbrecht, Heinrich & Renneberg, 2019). Das Gruppenprogramm besteht aus den Bausteinen Psychoedukation, Erarbeitung eines individuellen Störungsmodells, Videofeedback, kognitive Umstrukturierung, Verhaltensexperimente, individuelle Hausaufgaben und Feedback. Basierend auf dem Rational, dass auch bei stark ausgeprägten sozialen Ängsten eine Habituation erfolgt, werden die Gruppensitzungen zu Beginn in einem intensiven Zeitformat durchgeführt. Die Sitzungen starten mit zwei ganzen Tagen über jeweils acht Stunden, anschließend werden fünf zweistündige wöchentliche Gruppensitzungen durchgeführt (gesamt: ca. 30 Sitzungen Gruppentherapie). Der wechselseitige Transfer zwischen Einzel- und Gruppentherapie wird dabei gewährleistet. In der Gruppentherapie wird ebenfalls großer Wert auf die Aktivierung von Ressourcen gelegt, Teilnehmende werden dazu angehalten, sich selbst und anderen positives Feedback zu geben. Die Kombination von Gruppen- und Einzeltherapie scheint uns besonders vielversprechend, da so Vorteile von beiden Settings vereint werden können und damit die herausfordernde Behandlung der Vermeidend-Selbstunsicheren PS bestmöglich umgesetzt werden kann (Boettcher et al., 2019).

3.6 Studien zur Wirksamkeit

Die Studienlage zur Behandlung der Vermeidend-Selbstunsicheren PS ist im Vergleich zu Studien zur Therapie der sozialen Phobie zwar relativ limitiert; im Vergleich zu Behandlungsstudien von anderen PS ist sie allerdings als gut zu bezeichnen. Die meisten Untersuchungen fokussieren auf kognitiv-verhaltenstherapeutische Ansätze. Seit Ende der 1980er Jahre liegt eine Reihe empirischer Wirksamkeitsnachweise für die kognitive Verhaltenstherapie bei Personen mit Vermeidend-Selbstunsicherer PS vor. Die ersten verhaltenstherapeutischen Interventionen fokussierten auf die Behandlung im Gruppensetting. In allen Studien zeigten sich deutliche Verbesserungen hinsichtlich Selbstunsicherheit, Angst vor negativer Bewertung, Vermeidung und Depressivität. Hinsichtlich der klinischen Signifikanz der Ergebnisse ergaben sich ebenfalls deutliche Verbesserungen, allerdings erreichten die Teilnehmenden nur selten das Niveau von gesunden Vergleichspersonen. Eine weitergehende Studie zur Wirksamkeit des kognitiv-verhaltenstherapeutischen Vorgehens zeigte, dass sich je nach interpersonellen Problemen (erfasst mit dem Inventar Interpersoneller Probleme, IIP), die im Mittelpunkt standen, unterschiedliche Therapieergebnisse für Patientinnen mit Vermeidend-Selbstunsicherer PS ergaben (Alden & Capreol, 1993). Patientinnen mit Vermeidend-Selbstunsicherer PS und eher dependentem interpersonellem Verhalten profitierten mehr von einem kognitiv-verhaltenstherapeutischen Vorgehen, bei dem Selbstsicherheit und die Entwicklung enger Beziehungen gefördert wurden. Bei Patientinnen mit Vermeidend-Selbstunsicherer PS, bei denen vor allem Vermeidung und emotionale Distanz im Mittelpunkt standen, waren In-vivo-Expositionen besser geeignet.

In einer großen Therapiestudie mit 323 Patientinnen untersuchten Bamelis et al. (2014) die Wirksamkeit der Schematherapie für Cluster-C-Persönlichkeitsstörungen (ca. 50 % der Teilnehmenden hatten eine Vermeidend-Selbstunsichere PS). Die Autorinnen berichten eine Überlegenheit der Schematherapie gegenüber einem klärungsorientierten Ansatz (Sachse, 2019). Über 80 % der Patientinnen erfüllten nach Ende der Therapie nicht mehr die Kriterien für eine PS. Positive Ergebnisse zeigten sich in dieser Studie zur Schematherapie auch für Patientinnen mit Dependenter und Zwanghafter PS.

Auch die psychodynamische Therapie der Vermeidend-Selbstunsicheren PS zeigt gute Effekte (Keefe et al., 2020), auch wenn hier deutlich weniger Studien vorliegen, die ausschließlich auf die Vermeidend-Selbstunsichere PS fokussieren oder zumindest Ergebnisse für dieses Störungsbild getrennt berichten. In zwei randomisierten kontrollierten Studien wurde die kognitiv-verhaltenstherapeutische Behandlung der Vermeidend-Selbstunsicheren PS mit einem psychodynamischen Ansatz verglichen (Emmelkamp et al., 2006; Svartberg, Stiles & Seltzer, 2004). Während Svartberg et al. (2004) ähnliche Symptomreduktionen in beiden Behandlungen fanden, zeigte die Studie von Emmelkamp et al. (2006) eine Überlegenheit der KVT.

Zusammenfassend ist festzuhalten, dass die Vermeidend-Selbstunsichere PS eine häufige psychische Störung ist, die mit starken Beeinträchtigungen im gesamten sozialen Leben einhergeht. Es gibt verschiedene therapeutische Ansätze, die wirksam sind und sowohl von Therapeutinnen als auch von Patientinnen gut akzeptiert werden. Für die KVT liegt die beste empirische Evidenz vor. Vielversprechend scheint eine Kombination aus Gruppen- und Einzelsetting. Ein besonderer Fokus sollte auch bei Patientinnen mit Vermeidend-Selbstunsicherer PS auf Verhaltensexperimente gelegt und idealerweise sollten Videorückmeldungen genutzt werden, um die Erwartungen und Bewertungen der Patientinnen mit der Realität abzugleichen.

4 Die Zwanghafte Persönlichkeitsstörung

Verlässlichkeit und Gewissenhaftigkeit gepaart mit hohen Leistungsstandards sind Persönlichkeitszüge, die in der Gesellschaft sehr geschätzt, von vielen Arbeitgebern gesucht werden und in bestimmten beruflichen Kontexten hoch adaptiv und funktional sein können. So bezeichnen Oldham und Morris (2007) Personen mit einem gewissenhaften Persönlichkeitsstil als „Rückgrat der westlichen Industriegesellschaften" (S. 70). Andere Verhaltensweisen, die charakteristisch für die Zwanghafte PS sind, wie z. B. ein übermäßiges Kontrollbedürfnis und starke Rigidität, einen einmal eingeschlagenen Weg weiterzugehen, können dagegen zu interpersonellen Konflikten führen und die soziale Funktionsfähigkeit der Patienten stark beeinträchtigen. Gerade für dieses Störungsbild gilt im Besonderen, dass in der Regel nicht die zwanghaften Persönlichkeitszüge Anlass für die Behandlung sind, sondern eine Angst- oder depressive Symptomatik im Vordergrund steht. Die Rigidität und Schwierigkeiten eigene Gefühle zu benennen, flexibel zu denken und zu handeln, stellen häufig große Hürden in der Psychotherapie dar. Zudem prädisponiert eine mangelnde Genussfähigkeit zu Burnout bis hin zu depressiver Symptomatik.

Die Rigidität und Schwierigkeiten eigene Gefühle zu benennen, flexibel zu denken und zu handeln stellen häufig große Hürden in der Psychotherapie dar

4.1 Störungsbild

Patienten, welche die Kriterien für eine Zwanghafte PS erfüllen, gelten als rigide, gewissenhaft, perfektionistisch, sie sind extrem an Regeln und Normen orientiert und in hohem Maße sicherheitsbedürftig. Sie haben große Schwierigkeiten oder Angst davor, die eigenen Gefühle wahrzunehmen und mitzuteilen. Daher können sie auf andere distanziert und unnahbar wirken. Neben extremen Ansprüchen an die eigene Leistung und die Leistung anderer äußert sich die Störung in Verhaltensweisen wie der Erstellung akribischer Listen und dem Verlieren in Details, sodass Aufgaben tatsächlich nicht fertiggestellt werden. Auch hinsichtlich moralischer Werte haben diese Personen sehr strenge und rigide Anschauungen.

Die Zwanghafte PS kommt in der Allgemeinbevölkerung vergleichsweise häufig vor

Im Vergleich zu anderen PS kommt die Zwanghafte PS in der Allgemeinbevölkerung vergleichsweise häufig vor. Die Prävalenz wird studienübergreifend mit einem Median von ca. 2 % angegeben. Differenzialdiagnostisch ist im klinischen Kontext häufiger die Abgrenzung zur Zwangsstörung zu klären, insbesondere, wenn die Zwangsstörung durch Zwangsgedanken charakterisiert ist und diese sich darum drehen, Entscheidungen zu treffen. Automatische Gedanken und Grundannahmen, die Patienten mit Zwanghafter PS charakterisieren, sind z. B. „Ich muss alles 100 % richtig machen, sonst taugt es nicht" oder „Details sind wesentlich" (siehe auch Beck, Davis & Freeman, 2015).

Fallbeispiel

Ein 26-jähriger Patient kommt wegen starker depressiver Symptome zum stationären Aufenthalt. Im Verlauf der Behandlung wird deutlich, dass er sehr starre Vorstellungen davon hat, was richtig und was falsch ist, und dass er alles immer 100 % perfekt machen möchte. Beispielsweise traut er sich im Gespräch mit Freunden nicht, sich an der Diskussion eines politischen Themas zu beteiligen, da er den Artikel, den er dazu gelesen hat, vielleicht nicht richtig wiedergibt.

Er arbeitet bei einem Anzeigenblatt in der Redaktion (Layout) und bereitet Seiten mit größeren und kleineren Anzeigen vor. Er berichtet, dass er sehr viele Überstunden mache, weil er sich häufig nicht entscheiden kann, welcher Rahmen um eine Anzeige zu setzen ist. Er probiere sehr viel aus und sei einfach nicht zufrieden, er wolle es perfekt machen. Nicht nur sein Vorgesetzter und seine Kollegen, sondern auch er selbst findet, dass er zu viele Überstunden macht, aber er kann sich nicht dazu bringen, etwas zu entscheiden, weil es ja immer sein könnte, dass es noch eine bessere Lösung gibt. Regelmäßig verlässt er als Letzter den Arbeitsplatz und einzig die Tatsache, dass der letzte Zug um 21.30 Uhr abfährt, bringt ihn dazu, nach Hause zu gehen.

Völlig erschöpft und niedergeschlagen kam er zur Therapie. Er ist bei seinen Eltern aufgewachsen, wohnt noch zu Hause. Er hatte noch nie eine intime Beziehung. Der Vater leidet an einer Zwangsstörung und der Patient beschreibt ihn als sehr streng. Die Mutter war eher zurückhaltend; in der Familie wurde wenig über Gefühle und Befindlichkeiten gesprochen. Ressourcen des Patienten waren seine hohe Intelligenz und sein breites Interesse an vielen verschiedenen Themen.

4.2 Diagnostik

Der Kasten listet die diagnostischen Kriterien der Zwanghaften PS nach ICD-11 auf:

Diagnostische Kriterien der Zwanghaften Persönlichkeitsstörung nach ICD-11

Prominente Persönlichkeitsmerkmale:

In folgenden Persönlichkeitsmerkmalen liegen Auffälligkeiten vor:

- Negative Affektivität:
  - Emotionen werden als bedrohlich gesehen, fröhlich und ausgelassen zu sein, macht Angst.
  - Emotionsregulation: Insbesondere eine Neubewertung von Situationen ist den Betroffenen nicht möglich.
  - Die Patienten haben negativistische Erwartung an andere: „Die kriegen das nicht hin“, „Das wird nicht ordentlich“ und kontrollieren alles.
- Soziale Distanziertheit: Gelegentlich Schwierigkeiten mit Empathie und großer Nähe.
- Dissozialität: In der Regel keine besonderen Auffälligkeiten.
- Enthemmung: Eher auf dem gegensätzlichen Pol: handeln (fast) nie impulsiv, übernehmen viel Verantwortung, Handlungen werden sorgsam und sehr genau geplant.
- Anankasmus: Sind sehr perfektionistisch und rigide, Regeln und Normen müssen eingehalten werden.

Schweregrad:

- *Leicht:* Sind unfähig zu delegieren, eingeschränkte Emotionalität, Rigidität in einzelnen Lebensbereichen, ständiges Hinterfragen und Kontrollieren von sich selbst und anderen, geringe Fähigkeit zu genießen und zu entspannen, Tendenz zur Überforderung.
- *Mittel:* Rigidität in vielen Lebensbereichen, Unfähigkeit zu Genuss und Freude, können Aufgaben und Tätigkeiten nicht abschließen, bleiben beruflich hinter ihren Möglichkeiten zurück.

- *Schwer:* Völliges Versagen im Beruf, weil sie keine Aufgaben zu Ende bringen können; unfähig zu intimen Beziehungen, große Konflikte wegen ständiger Kontrollausübung.

4.3 Störungsmodell

Typische Grundannahmen von Personen mit Zwanghafter PS sind: „Ich bin pflichtbewusst", „Andere sind schlampig und strengen sich nie genug an". Als Kernmotiv für interpersonelles Verhalten ergibt sich daraus „Ich muss die Kontrolle behalten, sonst droht Chaos", „Was ich tue, muss 100 % richtig sein". Betroffene sind häufig unfähig, Aufgaben zu delegieren, etwas loszulassen und neigen dazu, andere zu kontrollieren (vgl. Abbildung 2).

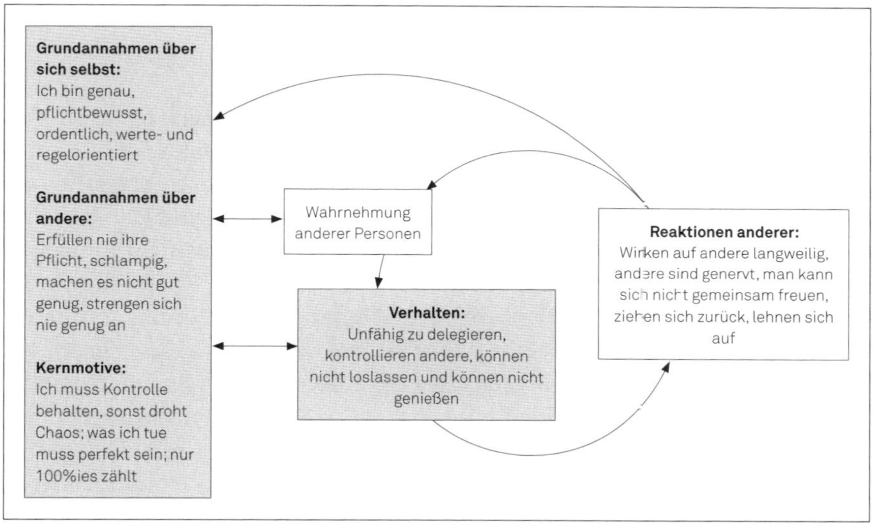

Abbildung 2: MIIM der Aufrechterhaltung der Zwanghaften Persönlichkeitsstörung

4.4 Ätiologie

Schätzungen zur Heredität der Zwanghaften PS werden zusammenfassend mit .60 angegeben. Dies ist als eher hoch einzuschätzen. Wie im Fallbeispiel berichten die Patienten häufig über einen sehr strengen Erziehungsstil der Eltern mit hohen moralischen Standards, hohen Leistungsansprüchen und strengen Wertmaßstäben. Vitalität und explorierendes Verhalten werden negativ sanktioniert. Zur Überprüfung der Annahmen des kognitiven Entstehungsmodells liegen nur sehr wenige Studien vor. In einer Analogstichprobe von

Studierenden mit zwanghaften Persönlichkeitszügen (die mit dem Personality Disorder Questionnaire, PDQ, diagnostiziert wurden) fanden Gallagher, South und Oltmanns (2003), dass die Fähigkeit, Unsicherheit zu tolerieren, besonders wenig ausgeprägt war und dass Personen mit zwanghaften Persönlichkeitszügen sehr viel Information suchten.

4.5 Psychotherapie

Die Zwanghafte PS zählt zu den PS mit hohen Ich-syntonen Anteilen, d.h. die Betroffenen kommen sehr selten oder nie wegen ihrer zwanghaften Persönlichkeit zur Therapie. Auch geht es in der Behandlung nur sehr begrenzt darum, den persönlichen Stil der Betroffenen grundlegend zu ändern (Fiedler & Herpertz, 2016). Nichtsdestotrotz stellt der rigide Interaktionsstil auch in der Psychotherapie den Therapeuten vor große Herausforderungen.

4.5.1 Therapeutische Beziehung

Viele Patienten mit Zwanghafter PS haben häufig Angst, sich auf eine Psychotherapie einzulassen: Sie fürchten Veränderung ebenso wie zu große emotionale Nähe und den geringsten Kontrollverlust. Auch in der therapeutischen Beziehung spiegeln sich die charakteristischen Verhaltens- und Denkmuster, d.h., dass zwanghafte Patienten auch in der Therapie alles richtig machen wollen. Gleichzeitig neigen sie zu Intellektualisierung und Rationalisierung, was z.B. durch die detailreiche Schilderung belangloser Themen untermauert wird, die sie für sehr wichtig halten. Diese Patienten haben besondere Schwierigkeiten, ihre Gefühle offen auszudrücken und ihre Beziehungsmuster zu hinterfragen. Diese Verhaltensmuster können gerade in der Psychotherapie zu besonderen Schwierigkeiten führen. Die therapeutische Herausforderung ist es, die Schemata der Rigidität und des Perfektionismus infrage zu stellen. Dies wird in folgendem Dialog beschrieben.

Beispieldialog

Th.: Es muss also immer alles 100 % richtig sein?

Pat.: Ja, unbedingt.

Th.: Was sind denn die Vorteile von Ihrem Arbeitsstil, alles immer 100 % richtig zu machen?

Pat.: Ich brauche das, dieses Gefühl, dass es genau richtig ist, dass ich den richtigen Rahmen gefunden habe für die Anzeige, dass ich das gewissenhaft gemacht habe. Ich kann es nicht aushalten, wenn ich etwas nicht bis zum Schluss ausprobiert habe, es perfekt zu machen. Ich glaube, es ist auch ein Problem, dass ich eigentlich nie wirklich weiß, dass es jetzt 100 % richtig ist. Und immer weitermache.

Th.: Das heißt, Sie haben immer das Ziel, dass es 100 % passt, aber fast nie das Erleben, dass es das jetzt auch ist. *(Kurze Pause)* Das hört sich in meinen Ohren sehr anstrengend an.

Pat.: Ja, das ist es.

Th.: Und Sie halten ja daran fest. Was ist denn das Gute daran, dieses hohe Ziel zu haben?

Pat.: Ich will es perfekt haben. Ich brauche dieses Gefühl.

Th.: O.k., Sie brauchen dieses Gefühl, dass alles perfekt ist. Gibt es auch Nachteile von Ihrem Arbeitsstil?

Pat.: Mmh ... *(Pause)* ... andere sagen, ich mache zu viel. Ich verliere mich vielleicht im Probieren, und ein Nachteil ist, dass ich halt öfter nicht rechtzeitig fertig werde.

Th.: Das sind ja hohe Kosten, die mit der Perfektion einhergehen. Würden Sie es denn anders machen wollen?

Pat.: Ich finde, das ist ganz schwer mit dem Wollen. Ich würde gern schneller fertig werden, idealerweise kann man das. Es gibt schon Leute, die das perfekt in kürzerer Zeit hinkriegen.

Th.: O.k., Sie denken also, es ist schon möglich, nur Ihnen ist das nicht möglich? Das Streben nach Perfektion nimmt Sie ganz in Anspruch und es hat hohe Kosten, aber Sie denken: „Ich kann das auch nicht anders machen." Mmh, ich bin auch skeptisch, ob das geht, in kurzer Zeit ein perfektes Ergebnis zu bringen.

Pat.: Ich kann den Zustand nicht aushalten, wenn etwas nicht perfekt ist.

Th.: Lassen Sie uns mal überlegen, was könnten Sie denn statt des Gedankens „Es muss perfekt sein" denken?

Pat.: Ich weiß es nicht.

Th.: Was denken andere denn dazu?

Pat.: Vielleicht so etwas wie: „Das ist nur eine von Hunderten von Anzeigen, ich mach das jetzt irgendwie fertig?" Aber das hört sich für mich nicht gut an. Es kann schon sein, dass andere so denken – aber das ist überhaupt nicht mein Stil, so geht das nicht.

Th.: O.k., das ist nicht das Richtige für Sie. Was könnte man denn noch denken?

Pat.: Vielleicht so etwas wie: „Ich versuche mein Bestes." ... Aber ich kann das nicht gut aushalten, wenn es nicht perfekt ist.

Th.: Also vielleicht mit einem Zusatz: „Ich versuche mein Bestes und das *muss* dann reichen?"

Pat.: Ja, das hört sich ganz gut an, das könnte ich mir vorstellen. ... Hört sich auf jeden Fall besser an. *(Pause)* Ich finde es gut, dass Sie „muss" gesagt haben, „muss" finde ich besser als „das reicht dann" ... und das muss dann reichen.

Th.: Also wäre ein möglicher Alternativgedanke: „Ich versuche mein Bestes und das muss dann reichen."

Pat.: Ja, der hört sich ganz gut an.
Th.: Okay, schreiben Sie sich den auf diese Karte?

Beim sokratischen Dialog braucht es häufig Zeit, bis ein Alternativgedanke gefunden ist

Häufig dauern auch die sokratischen Dialoge länger und es braucht Zeit, bis ein für den Patienten annehmbarer Alternativgedanke gefunden ist. Dieser sollte auf jeden Fall schriftlich festgehalten werden. Der Alternativgedanke kann auch am Flipchart notiert und abfotografiert werden mit der Aufgabe, sich diesen Gedanken häufiger zu wiederholen und bei der Arbeit auszuprobieren. Der Patient aus dem Fallbeispiel klebte sich diesen Satz über seinen Arbeitsplatz.

Positiv formulierte Annäherungsziele finden

Bei der Behandlung der Zwanghaften PS ist es sehr wichtig, auch positiv formulierte Annäherungsziele der Therapie zu finden. Das kann z. B. sein, die Genussfähigkeit (gutes Essen) und Vitalität durch körperliche Aktivität zu fördern.

4.5.2 Psychoedukation

Auch für die Zwanghafte PS liegen Ausführungen zu einem psychoedukativen Vorgehen in Gruppen vor (Schmitz, Schuhler, Handke-Raubach & Jung, 2009). Zunächst wird ein Störungsmodell vermittelt, um die typischen Denk- und Verhaltensmuster zu vermitteln; dabei eignen sich Beispiele aus dem Berufsalltag als Schlüsselbereich. Konkrete Übungen beinhalten Rollenspiele und Gruppendiskussionen zu Kompetenzen und Problemen, die mit einem zwanghaften Persönlichkeitsstil einhergehen. Irrationale, dysfunktionale Einstellungen werden kritisch reflektiert und in der Gruppe diskutiert.

Fallbeispiel

Mit dem Patienten aus dem Fallbeispiel wurde im Rollenspiel geübt, seine Meinung zu äußern, zu erleben, dass es o.k. ist, etwas nicht perfekt auszudrücken, dass andere anderer Meinung sein können und sich trotzdem mit ihm wieder treffen. Dazu las er einen Artikel aus dem „Spiegel" und fasste seine Meinung zu dem Thema im Rollenspiel mit der Therapeutin zusammen. Das Rollenspiel wurde auf Video aufgenommen und gemeinsam wieder angeschaut. Vorher schätzte der Patient seine Befürchtungen ein. Beim Schauen des Videos wurde immer wieder angehalten und seine Befürchtungen wurden überprüft, wie er wirkte. Zusätzlich gab die Therapeutin ihm konstruktives Feedback und lobte ihn für Meinungsäußerungen. Mehrere kurze Durchgänge führten dazu, dass er freier sprechen konnte.

Kurze Videosequenzen aus den ersten Rollenspielen können mit späteren Videoaufnahmen verglichen werden

Es geht bei den Videoaufnahmen und dem Videofeedback darum, auszuhalten, wenn etwas nicht perfekt wiedergegeben wird. Die wortgetreue Wiedergabe ist nicht Ziel dieser Übung, sondern ein lebhafterer Gesprächsstil, der andere einlädt, mitzudiskutieren. In diesen Übungen sollte auch besprochen werden, wie es auf andere wirkt, wenn Details genau, aber langatmig erzählt werden. Es bietet sich gegebenenfalls an, die erste kurze Videoaufnahme vom Beginn mit einer späteren Videoaufnahme zu vergleichen und mit dem Patienten gemeinsam herauszufinden, was ihm besser gelungen ist.

4.6 Studien zur Wirksamkeit

In der bereits im Kapitel 3.6 erwähnten Therapiestudie von Bamelis et al. (2014) wurde die Wirksamkeit der Schematherapie für Cluster-C-Persönlichkeitsstörungen untersucht. Positive Ergebnisse zeigten sich in dieser Studie auch für Patienten mit Zwanghafter PS. Für die Zwanghafte PS lässt sich zusammenfassen, dass es Hinweise auf die Wirksamkeit sowohl der psychodynamischen als auch der kognitiven Ansätze und der Schematherapie gibt, dass die Ergebnisse der vorliegenden Studien aufgrund der geringen Fallzahl und des Fehlens spezifischer RCTs aber als vorläufig angesehen werden müssen.

5 Narzisstische Persönlichkeitsstörung[16]

5.1 Störungsbild

Kernmerkmal der Narzisstischen PS ist ein instabiles, brüchiges und äußerst verletzliches Selbstwertgefühl, das durch ein rastloses Streben nach Aufmerksamkeit und Anerkennung versucht wird, zu stabilisieren. Patientinnen mit Narzisstischer PS zeigen eine offene oder versteckte Grandiosität mit Anspruchsdenken und Streben nach Bewunderung. Sie zeichnen sich durch übermäßige Ausrichtung auf andere zur eigenen Selbstwertregulation mit extremen Schwankungen zwischen Selbstüber- und Selbstunterschätzung aus; damit einher gehen erhebliche emotionale Schwankungen und eine eingeschränkte Fähigkeit, die Gefühle und Bedürfnisse anderer Personen zu erkennen und im eigenen Verhalten zu berücksichtigen. Ihre zwischenmenschlichen Beziehungen lassen an Gegenseitigkeit vermissen und sind auf persönlichen Gewinn ausgerichtet.

Kernmerkmal ist ein instabiles, brüchiges, verletzliches Selbstwertgefühl, das durch ein rastloses Streben nach Aufmerksamkeit, Anerkennung und Bewunderung versucht wird, zu stabilisieren

Diese klinischen Merkmale bestätigten sich in empirischen Untersuchungen, die ein geringes explizites Selbstwertgefühl aufzeigten sowie Scham als eine zentrale Emotion narzisstischer Persönlichkeiten identifizierten. Auch konnten enge bidirektionale Wechselwirkungen zwischen dem Grad an Selbstwert,

16 unter Mitarbeit von Burkhard Matzke.

der Fähigkeit zur Emotionsregulation sowie zur empathischen Begegnung mit anderen Menschen empirisch bestätigt werden.

Angaben zur Prävalenz, die auf DSM-IV Kriterien beruhen, schwanken zwischen 0% und 6,2% in der Allgemeinbevölkerung. In klinischen Populationen findet man die Diagnosen v.a. bei Patienten mit Suchterkrankungen, chronischen Depressionen.

Fallbeispiel

Frau S., eine 40-jährige Krankenschwester, wurde im Rahmen eines schwer ausgeprägten depressiven Syndroms mit akuter Suizidalität notfallmäßig zur stationären Aufnahme zugewiesen. In der Anamnese schildert sie ein seit ca. fünf Jahren bestehendes und sich verstärkendes depressives Syndrom sowie sich zuspitzende Konflikte in der Partnerschaft. In diesem Zusammenhang trinke sie dann immer auch mal exzessiv Alkohol. In der Aufnahmesituation dominierte eine wütende Anklage gegen den Lebenspartner, auf dessen Unverständnis und mangelnde Beachtung ihrer Interessen sie ihre psychische Verfassung zurückführte. Frau S. gab an, dass sie von bisherigen Behandlungen aufgrund mangelnder Kompetenz der Therapeuten nicht habe profitieren können und nun hochfrequenter stationärer Hilfe durch einen besonders erfahrenen Therapeuten bedürfe. Der Nachfrage nach der Versorgung der Tochter wurde mit Unverständnis begegnet. Bereits in der Aufnahmesituation schilderte die Patientin einen seit dem frühen Jugendalter wiederholt erlittenen sexuellen Missbrauch durch den Vater und Bruder sowie der abweisenden, entwertenden und negierenden Reaktion der Mutter.

Die Lebensumstände in der Kindheit und Jugend seien durch die Armut der Familie sowie die fordernde, kritisierende und gleichzeitig emotional kühle Mutter geprägt gewesen. Unter den fünf Geschwistern habe mit dem Heranwachsen ein zunehmend konkurrierendes und distanziertes Verhältnis bestanden. Frau S. habe sich in der Schulzeit für ihre Herkunftsfamilie geschämt und sei bestrebt gewesen, sich von dieser zu distanzieren. Sie habe sich in der Fantasie in „ein anderes Leben" geträumt. Mit den Jugendjahren sei sie bestrebt gewesen, durch Leistung und ein attraktives Erscheinungsbild Zuspruch und Anerkennung zu erhalten. Nach dem Realschulabschluss absolvierte sie eine Ausbildung zur Krankenschwester. Sie habe konsequent ihre berufliche Karriere verfolgt und Qualifizierungen zur Stationsschwester und nachfolgend zur Pflegedienstleiterin absolviert. Sie habe sich über ihren beruflichen Erfolg nie freuen können. 2013 sei ihr „aus heiteren Himmel" in der Position der Pflegedienstleiterin die fristlose Kündigung ausgesprochen worden, sodass sie nachfolgend in einem anderen Krankenhaus wieder als Krankenschwester im Stationsdienst zu arbeiten begann.

Frau S. lebt seit acht Jahren in einer Lebenspartnerschaft gemeinsam mit der 13-jährigen Tochter, die aus der ersten Ehe hervorgegangen ist. Ein enger Freundeskreis bestehe nicht, die Beziehungen seien durch Oberflächlichkeit geprägt. Frau S. könne Nähe nur schwer zulassen und sie sei darauf bedacht, keine Schwächen zu zeigen.

Es zeigte sich ein wechselhafter Behandlungsverlauf. Einerseits kam es zu einer schnellen Stabilisierung der initialen affektiven Symptomatik. Frau S. zeigte sich initiativ und aktiv im Nachgehen ihrer Interessen und Vorhaben, hoffte auf schnelle Entlassung und zeigte wenig Motivation, sich auf eine Bedingungsanalyse einzulassen. Andererseits kam es wiederholt zu Stimmungseinbrüchen und schnellem Wechsel zwischen Gefühlen der Grandiosität und Beschämung über ihre Verfassung. Entgegen der Absprache bei Aufnahme lehnte Frau S. Angehörigengespräche im Verlauf ab. Sie verfiel immer wieder in hartnäckige Vorwürfe gegen Lebenspartner und Tochter, deren Interessen sie in der Schuldzuweisung an ihrer seelischen Verfassung nie reflektieren konnte. Nachdem die Behandlung auf Wunsch von Frau S. zunächst beendet wurde, kam es sieben Tage später zur zweiten notfallmäßigen Aufnahme mit erneuter Zuspitzung der depressiven Symptomatik und aggressivem Verhalten. Im Zusammenhang mit der Wiederaufnahme trat hervor, dass Frau S. seit längerer Zeit eine Affäre zu einem Kollegen unterhielt und dass Frau S. gegenüber dem Kollegen berichtet hatte, sich von dem Lebenspartner trennen zu wollen, gegenüber dem Lebenspartner die Affäre geheim hielt und ihn drängte, die seinerseits infrage gestellte Beziehung nicht zu beenden. Ihr war es in keiner Weise möglich, ihren eigenen Beitrag an dem chronischen Partnerschaftskonflikt oder die Belastungen von Lebenspartner und Kollegen zu sehen.

5.2 Diagnostik

Die diagnostische Beschreibung für die Narzisstische PS nach der ICD-11 kann wie folgt dargestellt werden.

Bezüglich prominenter Persönlichkeitsmerkmale dominieren negative Affektivität, v.a. Wut, Dissozialität mit Egozentrizität und mangelnder Empathie sowie Enthemmung mit Verantwortungslosigkeit und Rücksichtslosigkeit gegenüber den Bedürfnissen anderer

Diagnostische Kriterien der Narzisstischen Persönlichkeitsstörung nach ICD-11

Prominente Persönlichkeitsmerkmale:

In folgenden Persönlichkeitsmerkmalen liegen Auffälligkeiten vor:

- Negative Affektivität:
  - Heftige Wutaffekte einschließlich deren Ausdruck,
  - extrem schwankendes Selbstwertgefühl.

- Dissozialität:
  - Extremer Selbstbezug, Egozentrizität,
  - fehlendes Mitgefühl für andere.
- Enthemmung:
  - Verantwortungslosigkeit,
  - Streben nach sofortiger Bedürfnisbefriedigung,
  - Rücksichtslosigkeit gegenüber den Bedürfnissen anderer.
- Distanziertheit: In der Regel keine Auffälligkeiten.
- Anankasmus: In der Regel keine Auffälligkeiten.

Schweregrad:

- *Leicht:* Die Betroffenen haben Schwierigkeiten, sich von Verletzungen ihres Selbstwertes zu erholen, sie entwickeln starke Wutaffekte oder Depressivität nach Kränkungen, v.a. Trennungen, und neigen zu Konflikten mit Vorgesetzten und Arbeitskollegen aufgrund von geringer Teamfähigkeit und hohem Dominanzstreben. Nahe Beziehungen und Partnerschaften sind häufig belastet durch mangelnde Empathie und Egozentrismus, auch wenn Konflikte bei „ergebenen Partnern" fehlen können; sie sind aber funktionsfähig in einigen Lebensbereichen und meist in der Lage, arbeitsfähig zu bleiben.
- *Mäßig:* Die Betroffenen haben ein unrealistisches Selbstbild und sind zur kritischen Selbstreflexion nicht in der Lage. Sie kommen oft wegen langanhaltender schwerer Depressivität oder Suchterkrankungen in Behandlung. Sie sind unfähig, Krisen zu bewältigen und erholen sich nicht von Niederlagen und Versagenserlebnissen. Wenn sie Partnerschaften führen, sind diese durch deutlich ausbeuterisches Verhalten und Benutzen anderer sowie zahlreiche Konflikte gekennzeichnet.
- *Schwer:* Die Betroffenen zeichnen sich durch ein komplett unrealistisches Selbstkonzept aus, aufgrund fehlender Fähigkeit zur Selbstwertregulation sind rasch wechselnde Schwankungen zwischen extrem überhöhtem und extrem erniedrigtem Selbstwert zu beobachten. Interpersonell besteht eine Unfähigkeit zu Beziehungen; es kann sich ein Beziehungsstil bis hin zur Gewalttätigkeit, Psychopathie und Sadismus ausbilden sowie schwere akute Suizidalität bis hin zur Gefahr von erweiterten Suiziden. Schließlich kann eine schwere begleitende Suchterkrankung mit allen Folgen für das Funktionsniveau vorliegen.

Bei schwerer Ausprägung dominiert ein komplett unrealistisches Selbstkonzept mit Unfähigkeit zu Beziehungen bis hin zur Gewalttätigkeit

5.2.1 Differenzialdiagnostische Überlegungen

Eine Narzisstische PS mit einem tiefgreifenden narzisstischen Verhaltensstil ist von narzisstischen Krisen zu unterscheiden, wie sie z.B. im Zusammenhang mit Rollenwechseln zu depressiven Verstimmungen führen können. Auf dem Gebiet der PS sind sie v. a. von Borderline-, Histrionischen, Antisozialen PS und Zwanghaften PS zu unterscheiden. Gegenüber der Borderline-Störung sind wichtige Unterscheidungskriterien die fehlende Angst vor Verlassenwerden, der kühle Affekt, das grandiose Auftreten und die fehlende emotionale Anteilnahme an anderen. Menschen mit Narzisstischer und Antisozialer PS haben ausbeuterisches Beziehungsverhalten und mangelnde Empathie gemeinsam; letztere imponieren allerdings weniger durch ein Bedürfnis nach Bewunderung, sondern neigen zu Impulsivität und deviantem Verhalten von Kindheit an. Schließlich können Menschen mit Zwanghafter und Narzisstischer PS einen erhöhten Anspruch an Leistung und Perfektion zeigen, der bei zwanghaften Persönlichkeiten aber immer auch für die eigene Person gilt. Zuweilen werden Menschen mit Vermeidend-Selbstunsicherer PS in ihrer sozialen Distanziertheit und Spröde als arrogant wahrgenommen; bei ihnen stehen allerdings nagende Selbstzweifel und Vermeidung der Bewertung durch andere deutlich im Vordergrund (Santa Maria & Renneberg, in Druck). Allerdings geht es nicht nur um differenzialdiagnostische Erwägungen, sondern Patienten mit Narzisstischer PS zeigen nicht selten auch Borderline-, Histrionische, Antisoziale, Zwanghafte und Paranoide Persönlichkeitszüge. Menschen mit Narzisstischer PS und Paranoiden Persönlichkeitszügen fallen durch Fanatismus und Querulantentum auf.

5.2.2 Diagnostische Instrumente

Mit dem Narzißmusinventar (NI; Deneke, Hilgenstock, & Muller, 1994) liegt ein validiertes Selbstbeurteilungsinstrument vor, mit dem narzisstische Persönlichkeitszüge mittels 163 Items in vier Bereichen erfasst werden. Hierbei handelt es sich um das „bedrohte Selbst", das „klassisch narzisstische Selbst", das „Ideal-Selbst" und das „hypochondrische Selbst"; die Herausarbeitung der Schwerpunkte kann für die therapeutische Fokuswahl hilfreich sein. Es liegen auch drei kürzere Versionen des NI vor (NI-90 sowie NI-20). Eine kategoriale Diagnose im Sinne des aktuellen DSM-5-Klassifikationsmodell erlaubt das NI nicht, aber es ermöglicht die Identifizierung einer narzisstischen Problematik oder auch einer „narzisstischen Krise". Im angloamerikanischen Sprachraum hat das Narzissmus-Persönlichkeits-Inventar (NPI) die größte Verbreitung gefunden und liegt inzwischen auch in deutscher Version vor (dt. Version: Schütz, Marcus, Sellin, 2004). Der 54 Items umfassende Fragebogen misst Narzissmus als Persönlichkeits-Trait und umfasst damit nicht nur klinisch relevante Manifestationen von Narzissmus. Er misst v. a. die Seite der Grandiosität in Form des grandiosen Gefühls für die eigene Bedeutung und Einzigartigkeit, Fantasien von unbegrenztem Erfolg, Macht, Schönheit oder idealer Liebe, das Bedürfnis nach Aufmerksamkeit und Bewunderung, Anspruchsdenken und interpersonelle Ausbeutung. Der Fragebogen deckt damit nicht das aktuelle klinische Konstrukt der Narzisstischen PS ab. Das Patho-

Das Narzissmus-Persönlichkeits-Inventar (NPI) sowie die Pathological Narcissism Inventory (PNI) können zur Spezifizierung narzisstischer Persönlichkeitszüge genutzt werden, decken aber nicht die aktuellen klinischen Konstrukte der Narzisstischen PS ab

logical Narcissism Inventory (PNI) wurde zur Erfassung sowohl grandioser als auch vulnerabler narzisstischer Persönlichkeitszüge entwickelt (Pincus et al., 2009). Dieser Fragebogen enthält 52 Items, die in vier Dimensionen narzisstische Grandiosität und in drei Dimensionen narzisstische Vulnerabilität erfassen. Der Fragebogen wurde inzwischen ins Deutsche übersetzt und validiert (Morf, et al., 2017). Interviewbasiert kann die Narzisstische PS mit dem IPDE und SKID-5-PD (vgl. Kapitel 2) erfasst werden.

5.3 Störungsmodell

Das Herausstellen eigener Leistungen, soziale Dominanz und Führungsverhalten dienen dem Aufbau von Selbstwert, Kompetenz und Kontrolle in Beziehungen und damit der Kompensation eines instabilen, brüchigen Selbstwertgefühls

Typische Grundannahmen und handlungsleitende Kognitionen von Menschen mit Narzisstischer PS sind: „Ich bin ein ganz besonderer Mensch", „Andere Menschen sollen meine Bedürfnisse befriedigen und sich mir unterordnen", „Andere dürfen mich nicht einschränken, ich brauche meinen Freiraum", aber auch negative Selbstzuschreibungen, wie sie Sachse, Sachse und Fasbender (2016) herausstellen, wie „Ich bin ein Versager" und „Wenn ich nicht die Beste bin, bin ich nichts". Klinisch wichtig zu beachten ist, dass das Herausstellen eigener Leistungen, soziale Dominanz und Führungsverhalten dem Aufbau von Selbstwert, Kompetenz und Kontrolle in Beziehungen dient und darauf zielt, ein instabiles, brüchiges Selbstwertgefühl zu regulieren und zu kompensieren sowie – nach Auffassung von Kernberg (1996) – eine dahinterliegende zwischenmenschliche Unsicherheit und Angst vor Abhängigkeit zu tarnen. Entsprechend dominieren negative Selbstattributionen in Zeiten depressiver Verstimmung.

Für die Aufrechterhaltung der Störung und die charakteristischen interpersonellen Verhaltensweisen werden im motivorientierten Indikations- und Interventionsmodell grundlegende Denkschemata über sich selbst, nämlich etwas Besonderes zu sein, sowie über andere, nämlich die Erwartung, dass diese sich unterzuordnen haben, als entscheidend angesehen. Im Störungsmodell lässt sich das charakteristische interaktionelle Verhalten wie in Abbildung 3 darstellen.

Patientinnen mit Narzisstischer PS kommen aufgrund der hohen Ich-Syntonizität selten wegen ihrer Persönlichkeit selbst, sondern v. a. wegen einer akuten psychischen Symptomatik in Form einer depressiven Episode, einer Dysthymie und/oder einer Suchterkrankung in Behandlung und nicht, weil sie ihre narzisstischen Züge als Problem sehen. Oft ist es eine depressive Verstimmung, die den Beginn einer psychotherapeutischen Behandlung erst möglich macht.

Es ist die recht hohe Suizidrate um 5 % zu beachten. Dekompensationen treten typischerweise in Trennungssituationen oder auch im Kontext von Niederlagen in kompetitiven beruflichen Situationen auf. Besonders typisch ist, dass die depressive Verstimmung einen starken Wutaffekt enthält, wenn auch

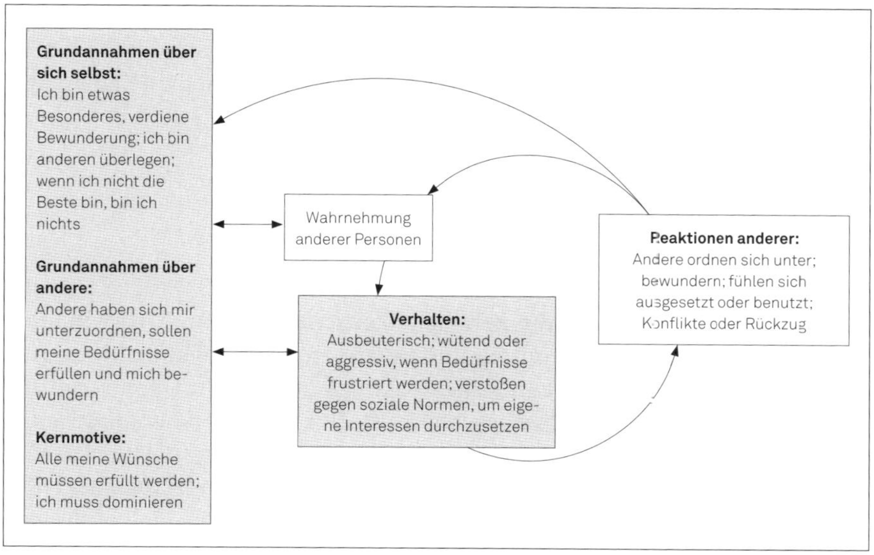

Abbildung 3: Verständnis der Narzisstischen Persönlichkeitsstörung nach dem MIIM-Modell

eine Depression zunächst im Akutstadium die Narzisstische PS kaschieren kann. Auch ist bei narzisstischen Persönlichkeiten nicht selten eine Verbitterung im fortgeschritten Lebensalter zu finden, wenn ehrgeizige Lebensziele nicht eingelöst werden konnten und sich nagende Selbstwertzweifel mit wütender Externalisierung abwechseln. Oft ist im engeren sozialen Umfeld eine hohe Belastung zu finden, wobei das Verhalten der Partner entweder durch Bewunderung und Unterwerfung gekennzeichnet ist, oder deren Erfolg, Attraktivität oder soziale Position zur eigenen Aufwertung genutzt werden. Sachse et al. (2016) unterscheiden den erfolgreichen und erfolglosen bzw. gescheiterten Narzissten, wobei ersterer keine Behandlung sucht; gerade derzeit erfahren narzisstische Persönlichkeitszüge oftmals Anerkennung und Förderung in unserer Gesellschaft.

5.4 Ätiologie

Neben einer hohen Heritabilitätsrate sind Vernachlässigung und Verwöhnung bedeutsame psychosoziale Faktoren in der Ätiologie der Narzisstischen PS

Aufgrund von von Zwillingsuntersuchungen wird von einer hohen Heritabilitätsrate[17] zwischen .71 und .79 ausgegangen. An bedeutsamen psychosozialen Umweltfaktoren wird zum einen kindliche Frustration und Vernachlässigung

17 Bei der Interpretation des Erblichkeitskoeffizienten muss berücksichtigt werden, dass dieser keine Aussage darüber erlaubt, in welchem Ausmaß ein Persönlichkeitsmerkmal bei einer bestimmten Person genetisch determiniert ist.

durch primäre Bezugspersonen, zum anderen Bewunderung, Idealisierung, Verwöhnung und nicht kontingente Überbewertung des Kindes durch die Eltern angenommen. Beides kann sich im Sinne eines inkonsistenten Erziehungsverhaltens abwechseln.

5.5 Psychotherapie

In der Psychoedukation wird die Narzisstische PS als extreme Ausprägung eines selbstbewussten Persönlichkeitsstils in nicht stigmatisierender Weise vermittelt

Im Rahmen der Psychoedukation wird die Narzisstische PS als extreme Ausprägung eines selbstbewussten Persönlichkeitsstils (Schmitz, 2006) in nicht stigmatisierender Weise vermittelt und Veränderungsmotivation hin zu realistischen Lebens- und Beziehungsperspektiven entwickelt. Dem entspricht eine komplementäre Beziehungsgestaltung. In der psychotherapeutischen Behandlung von Menschen mit Narzisstischer PS hat sich die Hinzunahme schematherapeutischer Interventionen bewährt, nicht zuletzt weil die frühzeitige Herausarbeitung biografischer Wurzeln des interpersonell oft besonders schwierigen Interaktionsstils hilft, eine wertschätzende therapeutische Haltung aufzubauen (Rafaeli & Young, 2013; Dieckmann, 2014).

Erarbeitung eines Verstehensmodells am Beginn der Therapie

Am Anfang der Therapie steht die Erarbeitung eines Verstehensmodells aus der biografischen Entwicklung heraus, das auch dem Therapeuten hilft, eigene negative Reaktionen zu regulieren

Bei Patienten mit Narzisstischer PS hat es sich bewährt, anders als bei Patienten mit anderen PS, nicht mit einer direkten Motivationsarbeit, sondern, noch bevor ein Therapievertrag geschlossen wird, mit der Erarbeitung eines aus der biografischen Entwicklung abgeleiteten Verstehensmodells zu beginnen. Schematherapeutische Interventionen können helfen, Beschämung und Zurückweisungserleben in der therapeutischen Beziehung aufseiten der Patientin zu vermeiden. Aufseiten der Therapeutin kann ein schematherapeutisches Verstehensmodell helfen, negative Reaktionen auf den oft unangemessenen, grenzüberschreitenden oder auch aggressiven Interaktionsstil zu regulieren und Empathie zu entwickeln. Folgende Therapie-Foki sind (gewöhnlich in der folgenden Reihenfolge) zu unterscheiden:

Das Verstehensmodell umfasst u. a. die empathische Validierung von Annäherungs- und Vermeidungszielen, die Herausarbeitung selbstwertschützender Schemata der Grandiosität sowie negative Folgen für die Beziehung zu anderen

Verstehensmodell:

- Selbstwertstabilisierung und empathische Validierung von Annäherungszielen (v. a. Bedürfnis nach Selbstwerterhöhung und Kontrolle) und Vermeidungszielen (v. a. Vermeidung von Scham und Erniedrigung sowie Abhängigkeit und Ohnmacht).
- Herausarbeitung positiver, selbstwertschützender Schemata der Grandiosität und Überlegenheit sowie negativer, selbstwertdestabilisierender Schemata der Unzulänglichkeit; die Patientin mit kindlichen Bedürfnissen und Nöten in Kontakt bringen, hilft der Patientin, ihre Motive zu verstehen.

- Herausarbeitung intrapsychischer und interpersoneller „Kosten"; die dysfunktionalen Selbstschemata gehen mit einer nicht gelingenden Regulation der Grundbedürfnisse einher. Die normativen Schemata z. B. „Binde dich nicht zu stark" gehen damit einher, dass in Beziehungen keine wirkliche Nähe zugelassen werden kann.

Motivationsarbeit:
- Hervorhebung der Autonomie (vgl. auch „motivational interviewing") und Verständigung auf gemeinsame Behandlungsziele und Interventionen.
- Explizites Aufgreifen der Vermeidungsziele.

Veränderungsprozess:
- Bearbeitung der Schemata durch kognitive Techniken (z. B. kognitive Umstrukturierung, sokratischer Dialog) und emotionsfokussierte Techniken (z. B. Stühletechniken).
- Verhaltensexperimente und Rollenspiele zum erfahrungsbasierten Erlernen neuer Verhaltensweisen.
- Einbezug des sozialen Umfeldes (Paargespräche, eventuell Übungen mit der Partnerin).

Veränderungsprozesse umfassen die Bearbeitung von Schemata durch kognitive Techniken, Verhaltensexperimente und Rollenspiele und beziehen das soziale Umfeld mit ein

Wichtige Therapieziele im Anfangsstadium sind die Bestätigung vorhandener Ressourcen und die empathische Validierung des legitimen Wunsches nach Wertschätzung und Anerkennung bis hin zur Herausheburg besonderer Fähigkeiten und der Anerkennung für Erreichtes. Die Therapeutin versteht sich als kompetente Beraterin, die die Autonomie der Betroffenen respektiert.

Der folgende Beispieldialog veranschaulicht die aktive Einbeziehung in die Therapieplanung und die Betonung der Autonomie der Patientin aus dem obigen Fallbeispiel durch den Therapeuten.

Beispieldialog

Th.: Frau S., Sie machen den Eindruck, als gehe es Ihnen schon etwas besser.
Pat.: Ja, der Kopf ist wieder etwas klarer. Ich muss aus dieser Depression rauskommen. Meine Familie leidet ja darunter, und die Kollegen warten ja auch auf mich.
Th.: Da haben Sie recht, auch die Familie ist von der Depression betroffen und ich finde es sehr schön, dass Ihnen dies so klar ist. Die „wartenden Kollegen" sollten wir aber vielleicht etwas hintenanstellen.
Pat.: Ja, aber Sie wissen doch um die Situation in der Pflege.
Th.: Ja, sicher, und ich wäre natürlich als Kollege auch froh, wenn Sie schnell wiederkämen. Als Therapeut muss ich aber zuallererst an

Sie und Ihre Gesundheit denken und da glaube ich, dass wir die Depression ernst nehmen müssen! Sie haben in den letzten fünf Jahren viele Anstrengungen unternommen, gegen die Depression anzukämpfen, haben – wie Sie es sagten – „auf Arbeit funktioniert" und sich nichts anmerken lassen. Für zu Hause und die Familie hat die Kraft dann nicht mehr gereicht. Oder?

Pat.: Ja, das stimmt.

Th.: Ich würde Ihnen jetzt gerne die einzelnen Therapieangebote erklären und mit Ihnen überlegen, welche Therapieangebote für Sie sinnvoll sein könnten, sodass wir gemeinsam einen Therapieplan erstellen. Prüfen Sie dann nach den ersten Therapiestunden kritisch, ob unsere Überlegungen sich bewähren oder wir Anpassungen vornehmen sollten.

Annäherungsziele der Selbstwertstabilisierung, der Leistung und Kontrolle sowie typische Vermeidungsziele wie Entwertung, Scham und Versagen werden in ihrer biografischen Entwicklung hergeleitet

Annäherungsziele der Selbstwertstabilisierung, der Leistung und Kontrolle werden exploriert und in ihrer biografischen Entwicklung hergeleitet, ebenso typische Vermeidungsziele wie Entwertung, Scham und Versagen (Holtforth & Grawe, 2000). In der Herausarbeitung der biografischen Bedingungen kann die Therapeutin das Leiden der Patientin besser verstehen und Sympathie entwickeln, was nicht selten zu Beginn der Behandlung, konfrontiert mit Anspruchsdenken und Entwertung, gegenüber Menschen mit Narzisstischer PS schwerfällt. Gerade im stationären Kontext sollten Abwehr- oder gar „Abstoßungsreaktionen" im therapeutischen Team rechtzeitig besprochen werden, weil diese nicht selten für frühzeitige Behandlungsabbrüche verantwortlich sind.

Unter Bezugnahme auf das aktuell vorhandene Leiden (z.B. depressive Verstimmung, Suchtverhalten) und zentrale biografische Themen werden die Bedürftigkeit und Verletzlichkeit thematisiert sowie erste maladaptive kognitive Grundannahmen, beginnend mit selbstkritischen Annahmen, identifiziert und hinterfragt. Es folgt ein Beispieldialog zu biografischen Bezügen und Selbstschemata:

Beispieldialog

Th.: Ich habe verstanden, dass Sie sich von Ihrer Familie nicht unterstützt, kritisiert und entwertet gefühlt haben und dass Sie sich gegenüber Ihren Freundinnen für Ihre Familie geschämt haben, sie nannten sie „asozial".

Pat.: Ja, deswegen habe ich auch nie gewollt, dass Freunde zu mir nach Hause kommen und ich habe mir immer etwas ausgedacht, warum es nicht geht. ... In der Fantasie habe ich mir oft vorgestellt, es meiner Familie zu zeigen.

Th.: Was meinen Sie damit?

Pat.: Ich wollte nicht so sein wie meine Geschwister und Eltern! Ich wollte da raus und habe später in der Schulzeit daran gedacht, wie ich erfolgreicher als meine Eltern werden könnte.
Th.: Um es Ihnen so richtig zu zeigen?
Pat.: Genau.
Th.: Weil Ihre Familie Sie nicht respektiert, sondern immer kritisiert hat.
Pat.: Und weil sie asozial sind.
Th.: Und weil Sie sich für sie schämen?
Pat.: Ja. Im Ort wurde immer abfällig über uns geredet. Meine Mutter hat sich von Bekannten und Nachbarn Geld geliehen, weil wir nicht genug hatten. Und dann hat sie es nicht zurückgezahlt. Die Leute haben mich dann angesprochen und gesagt, ich solle meiner Mutter ausrichten, dass sie das Geld zurückgeben solle. Das fand ich furchtbar!
Th.: Dies könnte vielleicht ein Grund sein, warum es Ihnen so wichtig zu sein scheint, möglichst unabhängig zu sein und sich nur auf sich zu verlassen, statt rechtzeitig um Hilfe von außen zu bitten. Das innere Gesetz oder ihre Überlebensregel würde dann etwa lauten: „Vermeide es, zu scheitern, wie deine Eltern“, „Vermeide es, Schwäche zu zeigen, sei stark“, „Um Hilfe bitten heißt, zu scheitern“. Was meinen Sie, kann da was dran sein?
Pat.: Ja, meine Mutter hat ständig an mir rumgemeckert. Und meinen Vater, den konnte ich nicht achten, der stand unter dem Pantoffel meiner Mutter und war schwach.
Th.: Sie mussten also lernen, alleine zurechtzukommen?
Pat.: Ja.

Die biografischen Bedingungen werden nicht nur aufgezeigt, sondern durch emotionsfokussierte Techniken in ihrer selbstwertschützenden Funktion für den Patienten nacherlebbar. Im Folgenden fokussiert der Therapeut auf positive Selbstschemata, die vor negativen Selbstschemata und aversiven Gefühlen schützen, und auf die intrapsychischen und interpersonellen „Kosten“, die v. a. in ausbleibenden Erfahrungen von Nähe und Beziehung bestehen.

Beispieldialog

Th.: Frau S., ich habe verstanden, dass Sie sich als Kind und Jugendliche für Ihre Familie sehr geschämt haben und dass Sie Ihre Eltern nicht als fördernd und unterstützend erlebt haben. Auch dass Sie das Gefühl hatten, für Ihre Mutter nicht wichtig und nicht richtig zu sein. Habe ich das richtig verstanden?
Pat.: Ja.
Th.: Das heißt, dass Sie mit der Erfahrung aufwachsen mussten, sich nicht auf die nahestehenden Menschen verlassen zu können und mit der Entbehrung des bedingungslosen Angenommenseins.

Pat.: Was soll das heißen?

Th.: Ich will versuchen, Ihnen dies zu verdeutlichen. *(Nimmt einen Stuhl und stellt ihn hinzu.)* Ich möchte Sie bitten, sich auf diesen Stuhl zu setzen. Dieser Stuhl soll Ihr Ich im Alter von zehn Jahren symbolisieren. Versuchen Sie, sich zurückzuerinnern, nachzuspüren, wie es Ihnen damals ging. Wie erging es der zehnjährigen S., wenn Sie aus der Schule nach Hause kam? Wer hat Sie begrüßt und nachgefragt, wie es in der Schule gewesen ist?

Pat.: Niemand.

Th.: Wer hat bei den Schulaufgaben geholfen oder Sie getröstet, wenn es eine schlechte Schulnote oder Streit mit anderen gab? *(Pause)*

Pat.: Das hat niemanden interessiert.

Th.: Wie fühlt sich dies für die zehnjährige S. an? Können Sie etwas davon spüren?

Pat.: Traurig. Allein eben. Deswegen war ich so oft wie möglich nicht zu Hause, sondern unterwegs.

Th.: Hat sich da dort jemand dafür interessiert, wie es Ihnen geht?

Pat.: Ich war ja dann meistens mit meinen Freundinnen unterwegs.

Th.: Denen Sie von der Situation zu Hause erzählt haben?

Pat.: Nein! Natürlich nicht.

Th.: Sondern?

Pat.: Ich habe so getan, als ob alles gut wäre.

Th.: „Stark sein, sich nichts anmerken lassen, die Beste sein"?

Pat.: Wenn ich erzählt hätte, wie es bei uns zu Hause läuft, hätten mich die anderen als asozial abgestempelt. So habe ich wenigstens zur Clique gehört.

Th.: Und nicht nur das, Sie waren ein wichtiger Teil der Clique. Das heißt aber auch, dass Sie den anderen etwas vorgespielt haben und niemand von Ihren Freunden wusste, wie es wirklich in Ihnen aussieht - oder?

Pat.: Ja.

In späteren Therapiephasen können arrogantes interpersonelles Verhalten und die Grandiosität als Modi der distanzierenden Selbstberuhigung und Selbstüberhebung erarbeitet werden

Später können auch arrogant-narzisstisches interpersonelles Verhalten und die Grandiosität als Modi der distanzierenden Selbstberuhigung und Selbstüberhebung verstanden werden sowie auch Vermeidungsziele der emotionalen Entbehrung und Scham. Schematherapeutische Bezüge zum Modus des einsamen Kindes können in diesem Stadium hilfreich sein. Mithilfe von Verhaltensanalysen werden aktivierte Schemata einschließlich ihrer situativen Auslöser identifiziert und in Zusammenhang mit der Lerngeschichte gebracht, zur Modifikation dysfunktionaler Grundannahmen angeleitet und der Betroffene an vermiedene Gefühle herangeführt.

Ist eine verlässliche therapeutische Beziehung hergestellt, werden die narzisstische Selbstwertproblematik und Fantasien über eigene Grandiosität

Fokus kognitiver Interventionen, d. h. jetzt kann das Problembewusstsein für den eigenen Persönlichkeitsstil geschaffen werden und der Patient mit den „interaktionellen Kosten“ (Sachse et al., 2016), also den Folgen seines Persönlichkeitsstils für seine nahen Beziehungen und z. B. auch für seine Stellung in beruflichen Teams, konfrontiert werden. Im folgenden Beispieldialog sollen dysfunktionale Grundannahmen herausgearbeitet werden.

Beispieldialog

Th.: Ich erinnere mich, dass Sie einerseits sehr wertschätzend von Ihrem Lebenspartner gesprochen haben und dankbar sind, wie er sich um Ihre Tochter kümmert. Andererseits wirkten Sie auf mich sehr verärgert über Ihren Lebenspartner, als Sie davon berichteten, dass er Ihnen Vorwürfe gemacht habe, weil Sie zu Hause zu wenig anwesend und verlässlich seien.

Pat.: Mir zu sagen, dass ich mich zu Hause um nichts kümmern würde und alles an ihm hänge. Ich arbeite Vollzeit im Dreischichtsystem; er arbeitet als Selbstständiger und kann sich seine Arbeitszeit einteilen, wie es ihm gefällt! Und schließlich beteilige ich mich auch an den Aufgaben, gehe auch Einkaufen und putze auch die Wohnung.

Th.: Sie finden die Kritik Ihres Lebenspartners also völlig unangemessen.

Pat.: Ja. Und wenn ich dann mal abends ausgehen möchte, wirft er mir dies auch noch vor. Dabei brauche ich auch mal meinen Ausgleich und möchte etwas erleben.

Th.: Sie finden, dass Ihr Lebenspartner Ihre Arbeitssituation, Ihre Anstrengungen in der Bewältigung des gemeinsamen Alltages und Ihre Bedürfnisse nach Ausgleich nicht wertschätzt und respektiert. Ist das so?

Pat.: Ja.

Th.: Frau S., könnte es sein, dass sich Ihr Lebenspartner von Ihnen mit den alltäglichen häuslichen Aufgaben alleingelassen oder vielleicht sogar ausgenutzt fühlt?

Pat.: *(verärgert)* Also das ist ja wohl die Höhe, wollen auch Sie ihn jetzt noch in Schutz nehmen und mich fertigmachen!

Th.: Frau S., ich möchte Sie nicht „fertigmachen“ und auch Ihren Lebenspartner nicht in Schutz nehmen. Aber ich würde jetzt gerade gerne verstehen, was Sie annehmen lässt, ich wolle Sie fertigmachen.

Pat.: *(verärgert)* Ja, was soll ich denn sonst annehmen?

Th.: Lassen Sie mich kurz zusammenfassen: Ich habe eine von Ihnen geschilderte Situation mit Ihrem Lebenspartner versucht, widerzugeben, in der es um eine Kritik Ihres Lebenspartners an Ihrem Verhalten ging. Und ich habe Sie im zweiten Schritt gefragt, ob es sein könnte, dass sich Ihr Lebenspartner von Ihnen ausgenutzt fühlt. In beiden Situationen habe ich einen deutlichen Ärger bei Ihnen wahrgenommen. Ist das so?

Pat.: *(verärgert)* Ja, natürlich macht mich das ärgerlich!

Th.: Ich würde gerne herausfinden, was die beiden Situationen miteinander verbindet, dass beide Male eine so deutliche Ärgerreaktion bei Ihnen hervorgerufen wird. Bitte vervollständigen Sie die beiden folgenden Sätze: „Wenn ich kritisiert werde, dann ..." und „Wer mich kritisiert ist ..."

Pat.: *(gereizt)* Ach, Sie meinen, ich könne nicht mit Kritik umgehen! Das kann ich aber sehr wohl, wenn sie gerechtfertigt ist!

Th.: Nein, ich meine nicht, dass Sie nicht mit Kritik umgehen können, Frau S., aber ich vermute, dass kritische Rückmeldungen für Sie etwas sehr Bedrohliches haben. ...

Die Patientin kann ermutigt werden, in ihrem Selbstbild nach Gemeinsamkeiten mit anderen Menschen zu suchen: An die Stelle der Grundannahme „Ich bin ein ganz besonderer Mensch" können alternative Annahmen wie „Ich kann menschlich sein, wie jeder andere auch und trotzdem einzigartig" treten, oder auch an die Stelle „Menschen haben nicht das Recht, mich zu kritisieren, sondern sollen sich mir unterwerfen" die alternative Annahme „Kritische Rückmeldungen können wertvoll und hilfreich sein; sie sind nur dann niederschmetternd, wenn ich sie so bewerte". In Rollenspielen mit Rollentausch werden kooperative Interaktionen gefördert und alternative Formen nicht arroganter Selbstbehauptung geübt. Stets ist auch auf negative, selbstwertdestabilisierende Schemata und die protektive Funktion der genannten positiven Grundannahmen Bezug zu nehmen. Bei positivem therapeutischen Verlauf entsteht die Möglichkeit, auf die Vermeidung von Emotionen der Scham, Erniedrigung, und Schuld zu fokussieren. Eine ausgesprochen validierende und empathische therapeutische Haltung ist hierfür notwendig.

Beispieldialog

Das folgende Gespräch fand nach notfallmäßiger Wiederaufnahme statt, nachdem Frau S. die Behandlung abgebrochen hatte. Es beschäftigt sich mit Scham, Schuld und Unzulänglichkeitsgefühlen in der Identifikation mit dem verletzten Anteil und arbeitet gleichzeitig den narzisstischen Interaktionsstil im Sinne eines Beschützermodus heraus.

Th.: Frau S., ich bin sehr erleichtert, dass Sie nicht zu Schaden gekommen sind und dass Sie wieder da sind!

Pat.: *(gereizt und den Blickkontakt meidend)* Das war ja nicht meine Entscheidung!

Th.: Sondern?

Pat.: Mein Partner hat den Notarzt alarmiert und der hat gedroht, mich auch gegen meinen Willen einzuweisen.

Th.: Es fiel Ihnen also wirklich sehr schwer, um Hilfe zu bitten. Und jetzt sind Sie hier und wollen dies eigentlich gar nicht.

Pat.: Genau, also lassen Sie mich wieder gehen!

Th.: Bevor wir gemeinsam entscheiden, wie es weitergeht, möchte ich mir mit Ihnen die aktuelle Situation etwas genauer ansehen. *(Steht auf und stellt drei Stühle hinzu.)*

Pat.: Jetzt kommen Sie wieder mit Ihren blöden Stühlen. Lassen Sie mich einfach gehen und gut ist.

Th.: Also gut, Frau S., Sie kennen meine Stuhlspielchen ja schon und wissen vielleicht noch, dass ich mit deren Hilfe besser zu verstehen versuche, was gerade los ist. Können Sie mir vielleicht sagen, was Ihnen gerade durch den Kopf geht? Sagen Sie es möglichst direkt und ohne mich zu schonen.

Pat.: Sie gehen mir auf die Nerven.

Th.: Ich mit meinem Psychogequatsche.

Pat.: Ganz genau. Der Blödsinn bringt sowieso nichts.

Th.: Denn Sie haben die Erfahrung ja auch schon einmal mit mir gemacht, kennen unsere Therapieangebote. Und die können Ihnen nicht helfen?

Pat.: Nein, das können sie nicht! Und da ändern Ihre Spielchen auch nichts dran!

Th.: Ich mache hier also Spielchen und gehe Ihnen mächtig auf die Nerven. Sie finden das Ganze total überflüssig und sind der festen Überzeugung, dass ich keine Ahnung davon habe, wie man Ihnen helfen könnte. Und Sie würden mich jetzt am liebsten loswerden.

Pat.: Ganz genau!

Th.: O.k. Wie sieht denn Ihr Plan aus? Wie sollte es Ihrer Meinung nach weitergehen?

Pat.: Sie lassen mich einfach nach Hause gehen.

Th.: Und dann ist alles wieder gut?

Pat.: Ich werde das zu Hause schon regeln und hinbekommen.

Th.: O.k. Da höre ich wieder die Kämpferin *(zeigt auf einen leeren Stuhl):* „Ich verlasse mich nur auf mich selbst", „Ich schaffe das allein", „Hilfe annehmen bedeutet Schwäche zeigen", „Die anderen haben keine Ahnung".

Pat.: Was ich von der Hilfe habe, sehe ich ja jetzt.

Th.: Dass Sie wieder in der Klinik sind.

Pat.: Genau, schönen Dank auch.

Th.: Frau S., ich bitte Sie, sich einmal auf den leeren Stuhl hier neben mich zu setzen.

Pat.: *(gereizt)* Wozu denn das jetzt noch?

Th.: Ich hoffe, dass wir dadurch einen klareren Blick auf die Situation bekommen.

Pat.: *(Steht auf und setzt sich auf den leeren Stuhl neben den Therapeuten.)*

Th.: Frau S., hier *(weist auf den Stuhl, auf dem Frau S. zuvor gesessen hat)* habe ich die Seite von Ihnen wahrgenommen, die mich fernhalten will, die mich ein wenig attackiert hat und die mir zu verstehen gegeben hat, dass ich keine Ahnung habe. Ich will diese Seite einmal die „Angreiferin" nennen.

Pat.: Das habe ich so aber nicht gesagt!

Th.: Das stimmt, ich übertreibe wieder ein wenig. Aber dies hilft uns vielleicht, die Situation klarer zu erfassen. *(Wendet sich dem danebenstehenden Stuhl zu.)* Und hier haben wir vorhin die „Kämpferin" hingesetzt, die Seite von Ihnen, die gelernt hat, stark sein zu müssen, nicht um Hilfe zu bitten, allein klarzukommen, erfolgreich sein zu müssen. *(Pause, schaut zu den beiden leeren Stühlen.)* Ich glaube, es fehlt noch eine wichtige Seite.

Pat.: *(ironisch)* Na, wen hätten Sie denn noch gerne in der Runde?

Th.: *(wendet sich mit dem Blick dem dritten und unbenannten Stuhl zu)* Ich glaube, dass die wichtigste Seite von Ihnen noch fehlt. Sie haben mir bei Ihrem ersten Aufenthalt ein wenig davon erzählt, wie es in Ihrer Kindheit bei Ihnen zu Hause zugegangen ist. Sie haben mir erzählt, dass Ihre Mutter sich wenig um Sie gekümmert hat, dass sie nicht für Sie da war. Sie haben mir davon erzählt, dass Sie sich für Ihre Familie im Ort geschämt haben, da sie zu Hause wenig Geld hatten, in alten Sachen rumlaufen mussten und auch in der Schule gehänselt wurden. Und Sie haben mir erzählt, dass Sie sich damals „falsch und schuldig" gefühlt haben. Erinnern Sie sich?

Pat.: Ja. Und was soll das jetzt bringen?

Th.: Ich halte es für absolut notwendig und überfällig, dass dieser Seite von Ihnen endlich einmal zugehört wird *(auf den leeren Stuhl weisend)*. Diese verletzte Seite von Ihnen musste sich immer verbergen, still sein, wurde allein gelassen mit dem Gefühl, falsch zu sein, selbst schuld zu sein. Wurde allein gelassen mit der Scham und dem Gefühl des Alleinseins. *(Pause)* Ich glaube auch, dass sich hinter dem Ärger der beiden da *(weist auf den Stuhl der Kämpferin und der Angreiferin)* diese verletzte und bedürftige Seite von Ihnen in der aktuellen Situation wiederfindet. Ich glaube, dass Sie sich nicht nur über die Wiederaufnahme ärgern, sondern auch schämen, dass Sie sich falsch fühlen, wie damals in der elterlichen Wohnung. Könnte da was dran sein?

Pat.: *(schweigt)*

Th.: Wissen Sie, Frau S., ich habe wirklich riesigen Respekt davor, was Sie in Ihrem Leben alles hinbekommen haben bei so wenig erhaltener Unterstützung. Aber ich glaube auch, dass Sie dafür einen hohen Preis zahlen *(weist auf den leeren Stuhl des verletzten Kindes)*. Ich bin der festen Überzeugung, dass Sie auch in den letzten drei

Wochen ihr Bestmögliches getan haben, um die Krise zu bewältigen. Und ich glaube, dass Sie dies immer mit Unterstützung von den beiden da *(weist auf die Stühle „Kämpferin“ und „Angreiferin“)* versucht haben, die Ihnen ja seit Ihrer Jugend zur Seite stehen. Ich bin aber der festen Überzeugung, dass wir, um Ihre Krise zu lösen, uns zuallererst um diese verletzte Seite kümmern müssen. Was denken Sie?

Pat.: *(schweigt)*

Th.: Frau S., wir wollen hier alles versuchen, um Ihnen bestmöglich zu helfen! Denn dieser Seite von Ihnen *(weist auf den Stuhl der verletzten Seite)* geht es heute genauso schlecht wie vor dreißig Jahren. Und sie soll endlich die Erfahrung machen können, dass sie nicht allein und falsch ist!

In einem weiteren Schritt wird es möglich, unter Zuhilfenahme von Rollenspiel, Feedbackübungen und Rollenumkehr den narzisstisch-ausbeuterischen Beziehungsstil zu bearbeiten, wie er sich v. a. in den Partnerschaften narzisstischer Patientinnen darstellt. In diesem Therapiestadium kann das interaktionelle Verhalten in der therapeutischen Beziehung als erlebnisnahes Beispiel genutzt werden, wobei dies eine sensible Selbstreflexion eigener Gefühle auf therapeutischer Seite voraussetzt. Hier kann es dann auch gelingen, aktuelle Beziehungsprobleme einer Detailanalyse zuzuführen und in sorgfältig vorbereiteten Paargesprächen zum Thema zu machen. Mittels metakognitiver und mentalisierungsbasierter Techniken können sowohl die selbstwertregulierenden Motive hinter dem eigenen Verhalten verstanden werden als auch zur Perspektivübernahme bzw. Mentalisierung der Bedürfnisse anderer angeregt werden. Es folgt die Ermutigung, alternative interaktionelle Verhaltensweisen auszuprobieren. An Stelle der Unterwerfung anderer kann Neugierde an und Achtung des anderen treten.

Mittels Rollenspiel, Feedbackübungen und Rollenumkehr kann der narzisstisch-ausbeuterische Beziehungsstil bearbeitet werden

Die Ausführungen haben deutlich gemacht, dass der Qualität der therapeutischen Beziehung und der komplementären Beziehungsgestaltung bei der Narzisstischen PS eine besondere Bedeutung zukommt. Im Anfangsstadium wird auf betonte Wertschätzung und Bestätigung von Annäherungszielen geachtet, eine Konfrontation mit Defiziten strikt vermieden, eine Vorgehensweise, die Döring, Sachse und Renneberg (2016) als komplementäres Handeln zur Motivebene bei Patientinnen ausführen. In fortgeschrittenen Behandlungsphasen ist konsequent eine Balance zwischen stützender Wertschätzung und behutsamer Konfrontation zu halten. Unter hoher Achtung der Autonomie der Patientin werden Vorschläge angeboten, wie Annäherungsziele durch alternative Verhaltensweisen erreicht und Beziehungen befriedigender gestaltet werden können, um die zwischenmenschlichen „Kosten“ des auf Selbstwertregulierung zielenden Persönlichkeitsstils zu reduzieren. Bei abwertendem, respektlosem oder gar aggressivem Verhal-

Der Qualität der therapeutischen Beziehung und der komplementären Beziehungsgestaltung kommt bei der Narzisstischen PS eine besondere Bedeutung zu

ten ist eine empathische Konfrontation mit diesem Verhaltensstil angezeigt, verbunden mit klarer Grenzziehung und Vertretung eigener Interessen. Hierfür folgt ein Beispieldialog.

Beispieldialog

Th.: Können wir uns kurz darüber abstimmen, wo wir in den kommenden 50 Minuten weitermachen wollen? Was ist Ihnen seit unserer letzten Sitzung durch den Kopf gegangen?

Pat.: *(in gereiztem und sarkastischem Ton)* Durch den Kopf gegangen? Also, wissen Sie, „durch den Kopf gegangen" ist mir, was für eine Zumutung die Verhältnisse hier auf der Station für Patienten sind und wie unverschämt man behandelt wird, wenn man sich erlaubt, auf diese Missstände hinzuweisen.

Th.: O.k. Da ist seit unserem letzten Gespräch auf der Station also etwas vorgefallen, was Sie sehr beschäftigt. Also schauen wir uns dies einmal an. Können Sie mir die Situation, die Sie offensichtlich verärgert hat, etwas genauer schildern?

Pat.: Was, Sie wissen nichts davon? Schwester A. hat doch groß getönt, dass sie das mit Ihnen besprochen hat und Sie sich darum kümmern wollen. Ich habe den Eindruck, dass hier einer nicht weiß, was der andere macht. Das ist unverschämt und zeugt von der Inkompetenz dieser Station. So etwas habe ich noch nicht erlebt!

Th.: Frau S., ich habe verstanden, dass Sie im Augenblick sehr verärgert sind, auch über mich, aber ich habe nicht verstanden, was Sie genau so verärgert *(wird unterbrochen)*.

Pat.: *(in aggressivem Ton)* Natürlich haben Sie nichts verstanden. Ich glaube, Sie verstehen rein gar nichts oder wollen es nicht verstehen. Und diese Zicke Schwester A. auch nicht.

Th.: Stopp! Pause! *(Pause)* Aus dem, was Sie sagen und wie Sie es sagen, habe ich verstanden, dass Sie sehr verärgert sind. Ich habe auch verstanden, dass dieser Ärger sich auf die Station und im Besonderen auf Schwester A. und mich zu beziehen scheint. Ich habe nicht verstanden, um welche Situation es geht. Deshalb habe ich Sie gebeten, mir die Situation zu schildern. Aus dem, was Sie gesagt haben, höre ich aber den Vorwurf heraus, dass ich gar nicht daran interessiert sei, die Situation näher zu verstehen. Und ich fasse Ihre Worte „diese Zicke Schwester A" als beleidigend und verletzend auf. *(Pause)* Ich möchte nicht, dass mit Ihnen, mit den Patienten, mit Mitarbeitern und mit mir in dieser Art und Weise gesprochen wird. *(Frau S. setzt ihre ärgerlichen Vorwürfe nicht fort und blickt den Therapeuten aufmerksam an.)*

5.6 Studien zur Wirksamkeit

Es liegen einzelne Studien zu heterogenen Stichproben von Cluster-B-Persönlichkeitsstörungen oder auch zu gemischten Gruppen mit Persönlichkeitsdysfunktion vor, aber keine Ergebnisse aus klinischen Studien, die spezifisch Patientinnen mit Narzisstischer PS einschließen. Von daher können Aussagen zur empirischen Evidenz nicht gemacht werden.

6 Dependente Persönlichkeitsstörung

6.1 Störungsbild

Kernmerkmal der Dependenten PS ist die Abhängigkeit von anderen Personen. Sie können ohne den Rat und Beistand anderer nicht leben

Das Kernmerkmal der Dependenten PS ist, dass sich Betroffene komplett von anderen Menschen abhängig fühlen, diese als stark und kompetent wahrnehmen, sich selbst jedoch als unfähig und hilflos. Personen mit einer Dependenten PS sind bereits bei kleinen Lebensentscheidungen auf den Rat anderer Menschen angewiesen. Ohne Nachfragen und Rückversicherung durch andere ist es ihnen kaum möglich, Entscheidungen zu treffen. Charakteristische Denkmuster von Personen mit einer Dependenten PS lauten: „Ich bin hilflos, wenn ich auf mich allein gestellt bin", „Das Schlimmste für mich wäre, verlassen zu werden".

Um Beziehungen stabil zu halten, orientieren sich dependente Personen in ihrem Verhalten stark an den Bedürfnissen und Erwartungen des anderen, scheuen Konflikte und verhalten sich oft unterwürfig. Es fällt ihnen schwer, eigene Präferenzen und Wünsche wahrzunehmen, da sie sich immer an den Wünschen und Erwartungen der anderen orientieren. Sie sind unfähig, andere zu kritisieren, scheuen jeglichen Konflikt und verhalten sich oft sozial erwünscht mit der Intention, es allen (auch den Behandelnden) recht zu machen. Denn ihr wichtigstes Bedürfnis ist es, das Wohlwollen und die Zuneigung der anderen und damit die Beziehung zu erhalten. Die spezifischen Interaktionsmuster, die sich aus den charakteristischen Denk- und Verhaltensmustern von Personen mit Dependenter PS ergeben, werden von den Interaktionspartnern zunächst häufig als angenehm und umgänglich erlebt. Auf Dauer führen sie jedoch oft zu negativen bzw. aggressiven Reaktionen, weil die Interaktionspartner angesichts der eingeforderten Hilfe und Verantwortungsübernahme die Geduld verlieren, wenn sie immer wieder erklären, antworten oder für die dependente Person entscheiden sollen. Dies gilt auch für das therapeutische Setting.

Für die Dependente PS gilt im Besonderen, dass die Störung als solche nur in sehr seltenen Ausnahmefällen Anlass für eine psychotherapeutische Behandlung ist, da die Symptomatik von den Betroffenen als Ich-synton erlebt wird. In der Regel wird die Dependente PS als komorbide Störung diagnostiziert, vor allem bei depressiven Störungen, Angststörungen oder Sucht.

Prävalenzraten für die Dependente PS wurden nur selten untersucht. Es kann davon ausgegangen werden, dass die Diagnose deutlich häufiger bei Frauen als bei Männern vergeben wird. Es gibt aber auch Hinweise auf eine Zunahme dependenter Persönlichkeitsstile bei Männern. Prävalenzangaben in der Allgemeinbevölkerung für die Dependente PS liegen im Median bei ca. 0,7 %, im Mittelwert bei 1 %. In klinischen Stichproben, insbesondere bei Angststörungen, liegen die Prävalenzraten deutlich höher und schwanken zwischen 5,6 % und 1 %, wenn strukturierte Interviews zur Diagnostik eingesetzt werden. Beim Einsatz von Selbsteinschätzungsinventaren sind die Raten deutlich höher.

Fallbeispiel

Frau N., eine Rechtsanwaltsgehilfin Anfang 40, kommt aufgrund von wiederkehrenden depressiven Episoden in die ambulante Psychotherapie. Schon in der ersten Sitzung wird deutlich, dass die niedergeschlagene Stimmung in Verbindung mit ihrer Paarbeziehung steht. Vor einigen Jahren wurde Frau N. von ihrem Mann verlassen. Kurz danach begann sie die Beziehung mit ihrem jetzigen Partner. Als sich diese neue Partnerschaft als instabil erwies, war es für Frau N., als hätte „mir jemand den Boden unter den Füßen weggezogen". Gefühle der Hoffnungslosigkeit, Antriebslosigkeit, Suizidgedanken und Substanzmissbrauch folgten. Frau N. suchte sich Hilfe, erlitt jedoch immer wieder depressive Episoden, wenn es in der Beziehung zum Partner kriselte. Sie beschreibt das so: „In Phasen, in denen ich fürchte, ihn zu verlieren, verliert alles andere an Bedeutung. Die Arbeit, Freundschaften, alles rückt irgendwie in die Ferne. Der Kontakt zu ihm hält mich im Leben." Auch in stabilen Beziehungsphasen nagt an Frau N. die Angst, ihren Partner zu verlieren. Ihr Handeln ist danach ausgerichtet, den drohenden Verlust zu vermeiden. So macht sie seine Interessen zu ihren eigenen, streitet nie mit ihm – „es kommt einfach nicht vor, dass ich anderer Meinung bin als er" – und sie lässt sich in großen und kleinen Entscheidungen von ihrem Partner leiten.

Aufgewachsen als einzige Tochter einer sehr vorsichtigen, sorgenvollen Mutter und eines cholerischen Vaters, beobachtete Frau N. schon früh, wie die Mutter sich in allem nach dem Vater richtete und sich „nie gegen ihn durchsetzte", auch nicht, wenn sein Zorn sich gegen die Tochter richtete. Den Zorn des Vaters zog sie auf sich, sobald sie einen eigenen Willen zeigte. Der Vater übte Druck und körperliche Gewalt aus und Frau N.

schlussfolgerte, dass ihre Bedürfnisse in Beziehungen an zweiter Stelle stehen müssen. Nur so schien sie Zuneigung erfahren zu können. Allein ihre Großmutter schenkte ihr Liebe und Geborgenheit. Deren plötzlicher Tod und die bald darauffolgende Trennung der Eltern überzeugten Frau N. davon, dass wichtige Beziehungen unvermittelt abbrechen können.

Der Angst vor dem Verlust von Nähe versucht Frau N. in der aktuellen Beziehung zu begegnen, indem sie versucht, den (angenommenen) Erwartungen ihres Partners zu genügen. Sie nimmt an, dass es ihr Partner nicht schätzt, wenn sie „widerspenstig" ist. So lässt sie ihn Angelegenheiten im Haushalt genauso wie die Ziele gemeinsamer Urlaube bestimmen. Die Zweifel an der Stabilität und Verlässlichkeit der Beziehung sind jedoch ständig vorhanden und die leiseste Kritik des Partners stürzt Frau N. in Verzweiflung. Nach etlichen therapeutischen Sitzungen formuliert Frau N. das Ziel, sich etwas weniger abhängig von ihrem Partner zu fühlen. Daraus würde ihrer Meinung nach eine Stabilisierung der Stimmung folgen. Dieser Wunsch der Patientin nach mehr innerer Autonomie kennzeichnet einen großen Fortschritt in der Überwindung der dependenten Persönlichkeitszüge.

6.2 Diagnostik

Der Kasten beschreibt die diagnostischen Kriterien für die Dependente PS nach ICD-11.

Charakteristisch sind die ausgeprägte Angst vor dem Alleinsein, negative Erwartungen bezüglich der eigenen Selbstständigkeit, es besteht ein starker Wunsch nach interpersoneller Nähe

Diagnostische Kriterien der Dependenten Persönlichkeitsstörung nach ICD-11

Prominente Persönlichkeitsmerkmale:

In folgenden Persönlichkeitsmerkmalen liegen Auffälligkeiten vor:

- Negative Affektivität:
  - Starke Angst allein zu sein, extrem ausgeprägte Verlustängste,
  - negative Erwartungen über Wohlbefinden anderer, negative Erwartung der eigenen Fähigkeiten und der eigenen Selbstständigkeit.
- Distanziertheit: Soziale Distanziertheit – bei den Personen besteht der Wunsch nach extremer Nähe.
- Dissozialität: In der Regel keine besonderen Auffälligkeiten.
- Enthemmung: In der Regel keine besonderen Auffälligkeiten.
- Anankasmus: In der Regel keine Auffälligkeiten.

Schweregrad:

- *Leicht:* Häufiges hilfesuchendes Verhalten, das von anderen als belastend wahrgenommen wird (z. B. durch ständiges Nachfragen wegen

Kleinigkeiten), starke Verlustangst in engen Beziehungen, benötigen klare Regeln und Vereinbarungen für die subjektive Sicherheit.

- *Mittel:* Eingeschränkte Lebensweise wegen der Abhängigkeit von anderen (z. B. nehmen ohne andere keine positiven Aktivitäten wahr), durchgehende, extreme Verlustangst, leben in ausnutzenden Partnerschaften und Beziehungen, sind nie in Konflikten, sind nie wütend auf andere, aus Angst abgelehnt oder verlassen zu werden.
- *Schwer:* Sind unfähig im Alltag, ohne andere zu überleben, leben häufig in missbräuchlichen oder gewalttätigen Partnerschaften, können Opfer von Ausbeutung und Betrug werden, bei Verlust von Partnerin oder Partner ist das Suizidrisiko deutlich erhöht.

Zu den Stärken der Personen zählen ihre Zuverlässigkeit, Hilfsbereitschaft und Loyalität

Eine verhaltensnahe Kommunikation der Diagnose kann z. B. folgende Sätze enthalten:

Es fällt Ihnen schwer, Dinge allein zu tun oder zu entscheiden, alleine damit zu beginnen, etwas zu tun.

Die Stärken der Patienten mit Dependenter PS sind ihre Zuverlässigkeit und Loyalität, ihre Hilfsbereitschaft und Rücksichtnahme.

6.3 Störungsmodell

Wie bei den anderen PS, werden die charakteristischen Denk- und Verhaltensmuster von Personen mit einer Dependenten PS als Ergebnis einer notwendigen Anpassungs- und Überlebensstrategie in spezifischen Sozialisationskontexten angesehen, deren ursprüngliche Funktionalität – z. B. Vermeidung von Konflikten – verloren gegangen ist. Typische Grundannahmen von Personen mit Dependenter PS über sich selbst und über andere sind: „Ich bin hilflos, wenn ich alleine bin" und „Andere sind stark und kompetent". Als Kernmotiv für interpersonelles Verhalten ergibt sich daraus: „Ich muss unbedingt Nähe zu anderen halten und darf diese nicht verletzen."

Erhöhtes Risiko von anderen ausgenutzt oder Opfer von Missbrauch zu werden

Reaktionen der Umwelt auf das Verhalten von Personen mit einer Dependenten PS können darin bestehen, dass andere sich zunächst besonders bemüht und hilfsbereit zeigen, sich dann aber abwenden, weil sie sich zu sehr beansprucht, gelangweilt, oder „benutzt" fühlen. Diese Reaktionen der anderen verstärken wiederum das negative Selbstbild der Betroffenen. Das geringe Selbstbewusstsein und der unbedingte Wunsch, die Beziehung aufrechtzuerhalten, erhöhen zudem das Risiko von Personen mit Dependenter PS, von anderen ausgenutzt oder Opfer von Missbrauch zu werden.

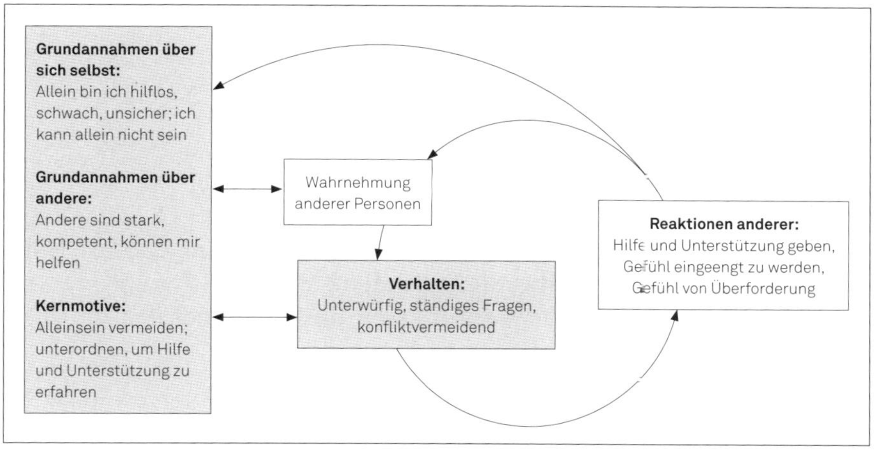

Abbildung 4: Verständnis der Dependenten Persönlichkeitsstörung nach dem MIIM-Modell

6.4 Ätiologie

Aus klinischen Beobachtungen lässt sich schließen, dass in den Familien häufig ein autoritäres, stark kontrollierendes Erziehungsverhalten der Eltern herrscht, oder der Erziehungsstil überbehütend bzw. überprotektiv ist und dem Kind, aus Sorge, ihm könne etwas zustoßen, wenig Freiheit gelassen wird sowie altersangemessenes Explorations- und Risikoverhalten unterbunden wird. Beide Erziehungsstile verhindern die Entwicklung von Autonomie oder bestrafen eine solche sogar. Da bei Mädchen abhängiges Verhalten in den meisten westlichen Gesellschaften stärker akzeptiert wird als bei Jungen, wird auch eine geschlechtsspezifische Sozialisation bei Frauen als ein Vulnerabilitätsfaktor gesehen. Zudem können Misshandlung und Vernachlässigung eines Kindes einen starken Effekt auf die Entwicklung von Abhängigkeit haben. Das vernachlässigte oder misshandelte Kind erlebt die Welt als gefährlich und unkontrollierbar, woraus ein generalisiertes Gefühl der Hilflosigkeit und die pessimistische Erwartungshaltung, Bezugspersonen zu verlieren, resultieren können. Kindern, die in einer solchen Umgebung aufwachsen, ist es nicht möglich, Vertrauen in die eigene Wahrnehmung sowie in die eigenen Bewertungen und Fähigkeiten aufzubauen, was sich in der Regel negativ auf die Entwicklung des Selbstwertgefühls auswirkt. Zusätzlich berichten viele Patienten mit Dependenter PS von frühen Trennungs- und Verlusterfahrungen (z.B. durch Scheidung der Eltern oder Tod einer Bezugsperson). Diese Erfahrungen können das Bedürfnis nach Verlässlichkeit in Beziehungen frustrieren und Trennungsängste zur Folge haben.

Geschlechtsspezifische Sozialisation wird als ein Vulnerabilitätsfaktor gesehen

Zu den personenbezogenen Vulnerabilitätsfaktoren der Dependenten PS zählen ein ängstliches Temperament sowie gesundheitliche Probleme im Kindesalter. Beide Faktoren können als Reaktion überprotektives Erziehungsverhalten bei Eltern auslösen und verstärken.

6.5 Psychotherapie

Wie beschrieben, suchen Patienten mit einer Dependenten PS in der Regel wegen einer anderen symptomatischen Störung psychotherapeutische Hilfe. Die dependenten Züge können die Behandlung der Angststörung oder Depression jedoch stark beeinflussen, z. B. indem die Betroffenen es nicht schaffen, Expositionsübungen als Hausaufgaben zu machen.

Beziehungsaufbau in der Therapie fällt zunächst oft leicht

Personen mit einer Dependenten PS profitieren im Besonderen von klaren Regeln und Transparenz dahingehend, dass Regeln und Aufgaben im therapeutischen Setting erklärt werden, ebenso wie die therapeutische Abstinenz. Da die Betroffenen sehr stark auf der Suche nach Hilfe und Unterstützung sind, ist der Beziehungsaufbau in der Regel zunächst leicht, sie sind allzu bereit, zu vertrauen und erwarten Rat von den Behandelnden. Die Problematik liegt häufig eher darin, dass Therapeuten zu viel Verantwortung übernehmen und die Betroffenen zu wenig angeleitet werden, eigenständig zu arbeiten. Da die Betroffenen häufig ein feines Gefühl dafür haben, was von ihnen erwartet wird, können vermeintliche, schnelle Besserungen der Symptomatik auch eine Schwierigkeit oder Falle für den therapeutischen Prozess darstellen.

Autonomie sollte gefördert werden

Deshalb ist es wichtig, sich einerseits komplementär zu den Bedürfnissen des Patienten nach Sicherheit und Verlässlichkeit zu verhalten. Andererseits sollte man sich als Therapeut jedoch nicht in eine Rolle als Retter drängen lassen, sondern den Patienten darin unterstützen, seine Bedürfnisse wahrzunehmen und eigene Entscheidungen zu treffen mit dem Ziel, seine Autonomie zu fördern. Die Botschaft an den Patienten lautet dann: „Sie können sich darauf verlassen, dass ich Ihnen helfen werde. Dies tue ich jedoch dadurch, dass ich Ihnen Wege aufzeige, wie Sie das Problem selbst lösen können."

Zu Beginn der Therapie das Ende ansprechen

Die präsentierte Hilflosigkeit und Passivität von Patienten mit Dependenter PS kann den Therapeuten leicht dazu verleiten, dem Patienten direkt vorzu-

Merke

Von Anfang der Therapie an ist es wichtig, auf eine langsame Steigerung der Eigenständigkeit der Patienten zu achten und schon zu Beginn der Gespräche bereits das Ende der Therapie zu thematisieren. Auch die Erklärung der Abhängigkeit durch die eigenen Erfahrungen in der Lebensgeschichte ist hilfreich, da sich die Betroffenen dann viele ihrer Interaktionsschwierigkeiten und Hilflosigkeitsgefühle besser erklären können.

geben, worin exakt das Problem besteht und wie es gelöst werden kann. Dies ist jedoch kontrainduziert, da es die Abhängigkeit des Patienten fördern würde. Dieses Vorgehen impliziert, dass zu Beginn der Therapie bereits deren Ende thematisiert werden sollte.

Besonders wichtig in der Therapie der Dependenten PS ist der interaktionelle Teufelskreis (vgl. Abbildung 4). Zu Beginn der Therapie eignet sich für diese Erarbeitung die klassische Verhaltensanalyse. Für die Verhaltensanalyse werden prototypische Situationen oder Episoden aus dem Lebensalltag des Patienten herausgegriffen, in denen die zuvor identifizierten Schwierigkeiten aufgetreten sind (z.B. Angst, verlassen zu werden, Traurigkeit, Probleme in der Partnerschaft oder am Arbeitsplatz, Episoden des Hilfesuchens). Die Analyse dieser spezifischen Problemsituationen wird dazu genutzt, wiederkehrende Erlebens- und Verhaltensmuster des Patienten sowie deren typische auslösenden Bedingungen und Konsequenzen herauszuarbeiten. Häufig bestehen die Probleme der interpersonellen Strategien darin, dass es dem Patienten zwar kurzfristig, aber nicht *langfristig* möglich ist, so seine eigenen Ziele (Beziehung/Unterstützung sichern) zu erreichen. Tatsächlich trifft das Gegenteil zu, da die Verhaltensstrategien eher befürchtete Reaktionen wie Ablehnung beim Interaktionspartner auslösen und somit die bestehenden negativen Grundannahmen verstärken. Diese langfristigen Konsequenzen werden in der Verhaltensanalyse herausgearbeitet und mit den Betroffenen besprochen. Eine positive Botschaft, die dem Patienten bei der Analyse vermittelt werden kann, ist, dass er selbst Einfluss und Kontrolle in sozialen Beziehungen durch sein Verhalten ausübt und dass die Therapie dabei helfen kann, sich erfolgreichere Strategien anzueignen.

Bei der Erarbeitung des Zusammenhangs zwischen dem Verhalten des Patienten und den dadurch entstehenden negativen Folgen ist es zudem wichtig, darauf zu achten, keinen zu starken Änderungsdruck und damit Angst und Überforderungserleben auszulösen. Vielmehr gilt es zu vermitteln, dass es zunächst nur um das Erkennen von Mustern geht, anschließend darum, mögliche, für den Patienten passende Alternativen gemeinsam zu erarbeiten und erst danach darum, dass der Patient sich entscheiden kann, welche Veränderung er ausprobieren möchte. Ganz im Sinne der Komplementarität bezüglich der Beziehungsmotive Verlässlichkeit und Solidarität:

> Ich unterstütze Sie und helfe Ihnen, Ihre Probleme zu verstehen und Lösungen zu finden.

Zur Förderung neuer Verhaltensweisen sollten die therapeutischen Motive transparent gemacht werden

Lösungen nicht vorzugeben, ist eine wichtige Aufgabe des Therapeuten. Um die Motivation zu fördern, neue Denk- und Verhaltensweisen auszuprobieren, ist es wichtig, die therapeutischen Motive dahinter transparent zu machen und den Patienten in seiner emotionalen Reaktion zu validieren.

Beispieldialog

Pat.: Was soll ich denn machen? Können Sie mir das nicht sagen?

Th.: Ich kann Ihren Wunsch danach, von mir einen Ratschlag zu bekommen, gut nachvollziehen und verstehen, dass Sie enttäuscht sind, wenn ich Ihnen diesen Wunsch nicht erfülle. Auf der anderen Seite möchte ich Ihnen als Therapeutin diese Entscheidung nicht abnehmen, sondern ich möchte Sie darin unterstützen, sich weniger hilflos zu fühlen. Deshalb halte ich es für wichtig, dass Sie auch bei kleinen Entscheidungen sich darin üben, eigenständig zu entscheiden und sich selbst mehr zuzutrauen. O.k.?

Pat.: Heißt das, dass Sie mir nicht mehr sagen, was richtig ist, mir nicht mehr helfen?

Th.: Doch, ich möchte und werde Ihnen dabei helfen, herauszufinden, was für Sie stimmig ist oder passt. *(Da es nicht um richtig oder falsch geht, sondern um eigenständige Entscheidungsfreudigkeit zu stärken, sollte die Therapeutin darauf achten, in ihrer Antwort eher von Stimmigkeit oder Passung zu sprechen und nicht auf richtig oder falsch eingehen.)* Ich denke, Sie können sich selbst mehr zutrauen, und ich möchte Sie darin unterstützen, zunehmend stärker selbst zu erkennen, welches für Sie ein guter Weg ist. So können Sie das Ziel, weniger abhängig von anderen zu werden, hier in der Therapie schon üben.

Pat.: Aber was würde das denn konkret für mich heißen? Was soll ich denn jetzt tun?

Th.: Lassen Sie uns überlegen – was meinen Sie denn, was für Sie am besten wäre?

Pat.: Ich weiß es nicht.

Th.: Was möchten Sie denn idealerweise erreichen? Was ist Ihr Wunsch?

Therapeuten sollten geduldig sein, zurück fragen und nicht zu schnell Lösungsmöglichkeiten aufzeigen

Aufseiten des Therapeuten ist Geduld gefordert, immer wieder zurückzufragen und nicht zu schnell selbst Antworten zu geben. Der Therapeut sollte die eigenen Verhaltensimpulse, direktiver aufzutreten oder Ausnahmen für den Patienten zu machen, selbstkritisch dahingehend prüfen, ob ein entsprechendes Verhalten dem Patienten langfristig gesehen zugutekommen oder eher seine Abhängigkeit fördern würde.

Zusammenfassend beschreibt Overholser (1997) vier Phasen der Therapie der Dependenten PS:

1. *Aktive Begleitung und Anleitung (active guidance):* In dieser Phase werden Verhaltens-Skills vermittelt, Übungen zur Steigerung des Durchsetzungsvermögens durchgeführt und kleine verhaltensnahe Aufgaben probiert. Aufgabe für Therapeuten ist dabei, jeden Schritt der Eigenständigkeit zu verstärken, zu loben, und zu ermutigen, weitere Dinge auszuprobieren; z. B. bei der Bestellung im Restaurant vorher den Partner nicht zu fragen.

2. *Selbstwertsteigerung:* Hier kommen neben sokratischem Dialog ebenfalls kleine Übungen zum Einsatz.
3. *Förderung der Autonomie:* Problemlösetraining mit einem Fokus auf eigenständigen Lösungen sowie sokratischer Dialog zu Vor- und Nachteilen der interpersonellen Dependenz können hier eingesetzt werden. Auch das Einsetzen von Selbstkontrollstrategien wie Selbst-Monitoring, Selbstverstärkung sollte in den therapeutischen Sitzungen besprochen und dann geübt werden.
4. *Rückfallprävention:* Rückfall in alte Muster kann selten komplett vermieden werden, es ist aber hilfreich, gegen Ende der Therapie die Problemlösefähigkeit und die Angstmanagementfertigkeiten des Patienten verstärkt zu fördern.

Um den Patienten darin zu bestärken, sich auch unangenehmen Themen und negativen Emotionen zuzuwenden, können Interventionen, die den Patienten fordern, mit dem Einsatz von Motivationstechniken verknüpft werden. Das Konzept des „Cheerleading“ stammt aus der Dialektisch-behavioralen Therapie (DBT) und dient der Induktion positiver Erwartungen. Der Therapeut lobt dabei Erfolge des Patienten oder der gemeinsamen Teamarbeit und hebt auch eine prinzipielle Änderungsmotivation des Patienten wertschätzend hervor.

Bei der Behandlung depressiver Symptomatik bei Dependenter PS sollte darauf geachtet werden, in der Therapie nicht zu sehr darauf zu fokussieren, soziale Unterstützung aufzubauen, denn dann fühlt sich der Patient zwar evtl. weniger einsam und depressiv, jedoch besteht die Gefahr, dass die Motivation für intrapsychische Veränderungen sinkt und stattdessen das exzessive „sich auf andere verlassen“ verstärkt wird. Hilfreicher ist es, wenn der Patient lernt, sich auf sich selbst zu verlassen, wenn es darum geht, Gefühle wie Glück, Zufriedenheit und Sicherheit zu ermöglichen.

Mögliche Vorteile negativer Gefühle explorieren

Anstatt nur daran zu arbeiten, unangenehme Gefühle zu reduzieren oder zu vermeiden, gilt es, dem Patienten dabei zu helfen, zu verstehen, warum er diese Emotionen empfindet und auch mit ihm die möglichen Vorteile dieser negativen Gefühle zu explorieren. Zusätzlich können mit den Betroffenen Angst oder Traurigkeit auslösende Situationen identifiziert werden, damit sie sich mit ihnen in der Sitzung gezielt konfrontieren können. Es ist wichtig, dass die Patienten sich erlauben, die Emotionen zu erleben und danach über diese Erfahrung sprechen oder auch schreiben, z. B. als Hausaufgabe.

Beispieldialog

Pat.: *(bringt einen Text mit und liest ihn vor.)* ... Ich bin einfach so verzweifelt und traurig, dass er mich verlassen hat. Ich kann einfach nicht mehr weiter und ich kann auch überhaupt nicht mehr klar denken.

Th.: Das kann ich verstehen, wenn man so traurig und verzweifelt ist, fällt es schwer, klar zu denken. ... Gleichzeitig finde ich es gut, dass Sie es geschafft haben, Ihre traurigen Gedanken und Gefühle aufzuschreiben und dass wir darüber heute auch gesprochen haben. ... Wollen wir überlegen, wie es weitergehen kann? Vielleicht fangen wir damit an, was Sie direkt im Anschluss an unsere Sitzung machen wollen?

Pat.: Da muss ich noch einkaufen und nach Hause fahren, da bin ich dann wieder allein.

Th.: O.k., Sie gehen einkaufen und dann gehen Sie nach Hause. Wenn Sie dann zu Hause sind, wollen Sie dann dieses Gefühl von Alleinsein haben?

Pat.: Nein, natürlich nicht.

Th.: O.k., was würde denn hilfreich sein, damit Sie sich weniger allein fühlen?

Pat.: Ich könnte meine Freundin anrufen.

Th.: Ja, gute Idee, das können Sie machen. Was gäbe es noch, was Sie tun können? Erinnern Sie sich noch an andere Dinge, die Sie aufgeschrieben haben, die gegen das Gefühl allein zu sein, helfen?

Pat.: Ja, ich könnte einen guten Film anschauen.

Gerade in den ersten Sitzungen ist es nötig, kleinschrittig mit dem Patienten zu planen und festzustellen, dass die Situationen gemeistert werden. Im Verlauf der Therapie wird der Patient autonomer, der Therapeut weniger direktiv und bittet den Patienten, mehr Verantwortung für die Kontrolle seines Lebens und seiner Probleme zu übernehmen. Das primäre Ziel ist es, rigide, unflexible Abhängigkeit in situationsangemessene Abhängigkeit zu überführen, d.h. dem Patienten dabei zu helfen, interpersonelle Strategien zu entwickeln, um Bedürfnisse nach sozialer Unterstützung, Anlehnung, Entscheidungsfähigkeit zu befriedigen, ohne dabei das eigene Selbstbewusstsein zu untergraben und andere zu befremden. Manchmal ist es schwierig, dysfunktionales von gesundem abhängigem Verhalten zu unterscheiden. Dies sollte in einem sokratischen Dialog gemeinsam erarbeitet werden. Bei diesen Patienten geht es darum, weniger stark von anderen abhängig zu sein.

Im stationären Setting kann es vorkommen, dass sich die Patienten in Mitpatienten verlieben und in der neuen Beziehung die Lösung ihrer Probleme sehen. Ein weiteres Arbeiten an der eigenen Autonomie ist dann in der Therapie sehr schwierig.

Das Ende der Therapie

Ein weiterer Aspekt, den es in der therapeutischen Beziehung mit Personen mit Dependenter PS zu beachten gilt, ist, dass diese häufig berichten, sich in ihren Therapeuten oder ihre Therapeutin verliebt zu haben. Auch deshalb ist es in der Therapie mit Personen mit Dependenter PS entscheidend, klare Grenzen bezüglich des Ausmaßes der therapeutischen Beziehung zu setzen.

Wie bereits erwähnt, haben viele Patienten mit dem Ende der Therapie große Schwierigkeiten, da das den Verlust der Unterstützung durch den Therapeuten bedeutet. Daher sollte von Anfang an das Ende der Therapie transparent gemacht werden. Es gibt verschiedene Strategien, um den Patienten darin zu unterstützen, selbstständiger zu werden und das Ende der Therapie zu bewältigen. Einige hilfreiche Strategien, die auch kombiniert eingesetzt werden können, sind die Folgenden:

- Diskutieren des Therapieendes periodisch während der gesamten Therapie, um dem Patienten dabei zu helfen, sich darauf vorzubereiten.
- Explorieren der Ängste und Fantasien, dabei sokratischen Dialog einsetzen, um den Patienten zu unterstützen, zu entdecken, dass diese Ängste übertrieben sein können.
- Geduldiges Üben, Wiederholen und Verstärken von Problemlösestrategien, die der Patient zur Bewältigung nach der Therapie nutzen kann. Diese können in einem „Vademecum" (vgl. nächsten Punkt) notiert werden.
- „Vademecum" (lat. geh mit mir), erstellen. Der Patient wird gebeten, hilfreiche Gedanken, Verhaltensweisen, Problemlösestrategien aufzuschreiben, die als Gedächtnisstütze für die Zeit nach der Therapie dienen können. Mit dem Beginn des Aufschreibens und Gestaltens des Vademecums sollte schon einige Sitzungen vor dem Ende der Therapie begonnen werden, und in den zwei letzten Sitzungen sollte es wieder besprochen werden (Kapp, 2009).

Vademecum erstellen

- Um mit den Trennungsängsten am Ende der Therapie umzugehen, kann es hilfreich sein, ein Übergangsobjekt zu schenken (z. B. einen Stein o.Ä.), das der Patient mitnehmen darf.

6.6 Studien zur Wirksamkeit

Es liegen keine systematischen Studien vor, in denen die psychotherapeutische Behandlung der Dependenten PS per se evaluiert wurde. Positive Ergebnisse für Patienten mit einer Dependenten PS zeigten sich in einer Studie zur Wirksamkeit von Schematherapie bei Cluster-C-Persönlichkeitsstörungen (Bamelis, Evers, Spinhoven & Arntz, 2014). In einer Untersuchung des Einflusses einer Dependenten PS auf den Therapieerfolg einer kognitiv-verhaltenstherapeutischen Behandlung von Agoraphobie und Panikstörung waren Dependente Persönlichkeitszüge sogar mit einem geringfügig besseren Therapieerfolg hinsichtlich der Angstsymptomatik assoziiert (Chambless, Renneberg, Goldstein & Gracely, 1992). Dies wird damit erklärt, dass Personen mit dependenten Persönlichkeitszügen gut von einem strukturierten Setting mit klaren Instruktionen und starker Anleitung profitieren, wie sie z. B. bei der Exposition in der kognitiven Verhaltenstherapie für Agoraphobie üblich sind.

7 Die Paranoide Persönlichkeitsstörung

In einer großen Studie (N=8580) in der britischen Allgemeinbevölkerung stimmten bis zu 28 % der Teilnehmenden Items zu, die interpersonelle Sensitivität und interpersonelles Misstrauen erfassten. Dies kann als Hinweis gewertet werden, dass ein gewisses Maß an interpersonellem Misstrauen als normal betrachtet werden kann und diese Formen von Distanz und Sensitivität in sozialen Situationen durchaus eine adaptive Funktion haben können.

Kernmerkmale sind großes Misstrauen gegenüber anderen und die Erwartung von Bedrohung durch andere

Betrachtet man das Kontinuum zwischen Vertrauen und Misstrauen, so wird man bei Personen mit paranoider Persönlichkeit extrem stark ausgeprägtes Misstrauen feststellen. Sie vertrauen grundsätzlich niemanden, denken immer, dass alle anderen gegen sie sind, und versuchen immer, die Kontrolle zu bewahren. Sie sehen meist in Interaktionen mit anderen eine potenzielle Bedrohung. Die Wahrscheinlichkeit für diese Patientinnen, eine Psychotherapie aufzusuchen, ist nicht besonders groß und die paranoide Haltung ist nicht Inhalt des Leidensdrucks und damit auch kein Anlass, therapeutische Hilfe zu suchen. Typischerweise kommen solche Personen also nicht wegen ihrer paranoiden Denk- und Verhaltensweisen in die Psychotherapie, sondern wegen einer anderen Problematik. Diese umfassen häufig depressive, ängstliche oder andere psychische Symptome.

7.1 Störungsbild

Hauptmerkmal der Paranoiden PS ist ein durchgängig vorhandenes Muster von Misstrauen und die Neigung, auch neutrale oder positiv intendierte Verhaltensweisen anderer als feindselig, verletzend oder kränkend zu interpretieren. Diese Denk- und Erlebensmuster zeigen sich in allen Bereichen der zwischenmenschlichen Interaktion und führen dazu, dass die Betroffenen häufig Einzelgänger sind, eher keine oder keine stabile Partnerschaft haben und einsam leben. Interaktionen mit anderen sind gewöhnlich emotional negativ getönt und distanziert, da Angriffe der anderen erwartet werden und oft schon eine aggressive „präventive" Abwehr eines erwarteten Angriffs erfolgt, obwohl dieser von der anderen Seite nicht stattfand und auch nicht intendiert war. Nicht selten verfolgen sie rigide oder gar fanatisch vermeintlich erlebte Ungerechtigkeiten und Zurücksetzungen. Auch querulatorische Züge können häufig beobachtet werden.

Es gibt nicht viele aussagekräftige epidemiologische Untersuchungen zur Prävalenz der Paranoiden PS. Die Angaben zur Prävalenz in der Allgemeinbevölkerung basierend auf den Kriterien von DSM-III, DSM-III-R und DSM-IV schwanken zwischen 0,0 und 5,1 %. Laut Fiedler und Herpertz (2016) ist bei den Prävalenzschätzungen auch zu berücksichtigen, dass die wahren Prävalenzraten in der Allgemeinbevölkerung höher sein dürften, da es aufgrund der Symptomatik eher unwahrscheinlich ist, dass Personen mit einer Paranoiden PS freiwillig an epidemiologischen Studien teilnehmen.

Das folgende Fallbeispiel (Renneberg & Fydrich, 2019; Renneberg, 2018) illustriert entsprechende Haltungen und Verhaltensweisen, die bei paranoider Persönlichkeit häufig auftreten.

Fallbeispiel

Herr M. kam in die Psychotherapeutische Hochschulambulanz eines Psychologischen Instituts mit einer einfach erscheinenden spezifischen Phobie (eine Brückenphobie). In den ersten Stunden wurde vornehmlich die „Indexstörung" (also die Phobie) exploriert sowie eine Anamnese der Lebensgeschichte mit dem Schwerpunkt auf dem Bereich der Ängste erhoben; sein Behandlungswunsch stand im Zusammenhang mit einem neuen Arbeitsplatz, der die tägliche Überquerung einer Brücke notwendig mache. Aufgrund seines Misstrauens und einer sehr eifersüchtigen Haltung seiner Frau gegenüber war die Ehe schon vor einigen Jahren geschieden worden. Er hatte keinen Kontakt mehr; weder zu seiner Frau noch zu seinen beiden Kindern. Herr M. kam aus einem Handwerkerhaushalt und war ein Einzelkind. Er beschrieb seine Eltern als kühl und distanziert. In der Schule sei er eher Einzelgänger gewesen und habe weder dort noch in der Freizeit viel Kontakt mit anderen gehabt. Wegen seiner unterdurchschnittlichen Körpergröße sei er oft gehänselt worden. In seiner Jugendzeit habe es eine Zeit lang häufig Prügeleien gegeben; da er oft „den Kürzeren gezogen" habe, sei er aber schon bald solchen Konflikten ausgewichen. Seine Frau habe er in der Tanzschule kennengelernt. Sie seien früh Eltern von zwei Söhnen geworden; nach 14 unbefriedigenden Ehejahren habe seine Frau sich von ihm scheiden lassen. Sein FH-Studium als Elektroingenieur habe er zügig abgeschlossen. Er habe bisher schon in fünf verschiedenen Firmen gearbeitet; an allen Arbeitsstellen aber seien seine Fähigkeiten nicht richtig erkannt worden und er sei oft von Kollegen aber auch von den Vorgesetzten gemobbt und letztendlich gekündigt worden. Er habe keine Freunde und lebe isoliert.

Auffällig an der Interaktion mit dem Therapeuten war ein sehr deutliches Misstrauen vom ersten Kontakt an. Herr M. zeigte sich sehr verschlossen, versicherte sich wiederholt, dass der Therapeut zur Verschwiegenheit verpflichtet ist und äußerte Zweifel an seiner Kompetenz („Sie sind ja noch recht jung"). Andererseits trat er sehr fordernd auf und seine Interaktionen waren durch Impulsivität und verbale Aggressivität gekennzeichnet. Dabei hatte er gleichzeitig ein starkes Verlangen nach Sicherheit in der Therapie – ausgedrückt durch seinen Wunsch nach zielgerichteter, kurzer und kompetenter Behandlung der phobischen Störung und der wiederholt eingeforderten Versicherung der Verschwiegenheit des Therapeuten.

7.2 Diagnostik

Der Kasten listet die diagnostischen Kriterien der Paranoiden PS nach ICD-11 auf:

Diagnostische Kriterien der Paranoiden Persönlichkeitsstörung nach ICD-11

Prominente Persönlichkeitsmerkmale:

Wut und Angst sind vorherrschende Emotionen, einsam, ständiges Gefühl von Bedrohung und Ablehnung

In folgenden Persönlichkeitsmerkmalen liegen Auffälligkeiten vor:

- Negative Affektivität:
  - Wut und Angst sind die vorherrschenden Emotionen,
  - Schwierigkeiten der Emotionsregulation bei Wut, verbale und körperliche Aggressivität,
  - negativistische Einstellung: sie zeigen sehr negative Erwartung an andere, fühlen sich immer bedroht und abgelehnt,
  - starkes Misstrauen in interpersonellen Situationen.
- Distanziertheit: Einsamkeit und soziale Isolation.
- Dissozialität: Große Schwierigkeiten, die Perspektive anderer zu übernehmen.
- Enthemmung: Bei wahrgenommener Bedrohung handeln sie oft impulsiv.
- Anankasmus: In der Regel keine Auffälligkeiten.

Schweregrad:

- *Leicht:* Kontrollieren andere aus Argwohn und Misstrauen, sind ständig auf der Hut und angespannt, andere fühlen sich ungerecht behandelt wegen Unterstellungen.
- *Mittel:* Fühlen sich ständig bedroht und attackiert, Verbitterung, andauernde Gereiztheit, attackieren andere verbal oder durch Handlungen.
- *Schwer:* Entweder totale soziale Isolierung oder fanatisch querulatorisch, aggressiv, gewaltbereit.

7.3 Störungsmodell

Typische Grundannahmen von Personen mit Paranoider PS sind: „Ich habe recht, ich muss auf der Hut sein", „Vertraue nie und niemanden". Als Kernmotiv für interpersonelles Verhalten ergibt sich daraus „Ich muss aufpassen, nicht ungerecht behandelt zu werden, weil mir eh nichts geschenkt wird". Betroffene leben häufig sozial zurückgezogen, beschweren sich über andere und zeigen querulatorisches Verhalten (vgl. Abbildung 5).

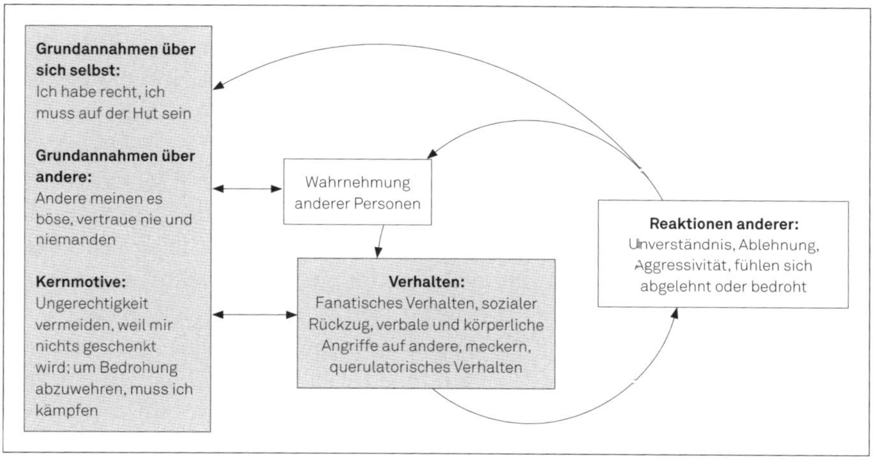

Abbildung 5: MIIM der Aufrechterhaltung der Paranoiden Persönlichkeitsstörung

7.4 Ätiologie

Es liegen keine systematischen Studien zur Ätiologie der Paranoiden PS vor. Aus Falldarstellungen und im klinischen Kontext wird deutlich, dass die Patientinnen gehäuft in der Familie Personen mit großem Misstrauen und teilweise auch mit psychotisch anmutenden Symptomen ausgesetzt waren. Familienuntersuchungen und eine jüngere Assoziationsstudie lassen vermuten, dass eine genetische Belastung besteht. Der Erziehungsstil der Eltern wird als misstrauisch, feindselig und angsteinflößend, gelegentlich auch als desinteressiert, distanziert und dabei fordernd beschrieben.

7.5 Psychotherapie

Zu Beginn einer Therapie ist ein Vertrauensverhältnis kaum möglich

In der Psychotherapie mit Menschen mit ausgeprägten paranoiden Persönlichkeitsmerkmalen ist es eine besondere Herausforderung, dass – entsprechend der Grundhaltung der Patientin – von vornherein ein Vertrauensverhältnis aus der Sicht der Patientin kaum möglich ist. Die Patientin „muss" die Therapeutin „prüfen". Sie „muss" akribisch nach Anzeichen suchen, warum auch diese Person (also die Therapeutin – ebenso wie andere –) nicht auf ihrer Seite steht. Von der Seite der Therapeutin ist es daher notwendig, um dieses zentrale Motiv zu wissen. Vertrauen kann keinesfalls eingefordert werden. Bei der therapeutischen Arbeit mit Personen mit stark paranoiden Haltungen würde man durch das Einfordern von Vertrauen Misstrauen fördern; es käme kaum eine Arbeitsbeziehung zustande.

Vertrauen kann leichter entstehen, wenn Misstrauen „verschrieben" wird

Hieraus resultiert, dass eine Möglichkeit, Vertrauen herzustellen, die ist, dieses Kernmotiv der Patientin akzeptierend und verstehend zu validieren. Vertrauen kann leichter dadurch entstehen, dass die Therapeutin Misstrauen „verschreibt". Dies kann dadurch gelingen, dass die Therapeutin sich in das Erleben der Patientin hineinversetzt und diese Gedanken, Haltungen und die dazu gehörenden Gefühle der Patientin versucht, zu antizipieren und zu verstehen. Die therapeutische Aufgabe ist es auch hier, die dahinterliegenden Motive der Patientin zu verstehen und sie zu validieren, wenn auf dem Hintergrund der Motive der Patientin eine Validierung möglich und sinnvoll erscheint. Die Therapeutin sollte die Patientin in ihren Befürchtungen ernst nehmen, sie sollte versuchen, „systemimmanent" zu denken, um die Patientin validieren zu können. Dazu ist es nötig, dass die Therapeutin viel von dem, was sie versteht, verbalisiert und expliziert, um der Patientin aktiv zu signalisieren, dass sie versteht, wie wichtig der Patientin die Kontrolle und ihre Autonomie ist.

Therapeutische Aufgabe ist es, die Motive der Patientin zu verstehen und zu validieren

Systemimmanentes Denken

Der Umgang mit dem auffälligen interaktionellen Verhalten des Herrn M. aus dem obigen Fallbeispiel umfasste seitens des Therapeuten u.a. die Spiegelung der Ängstlichkeit und des Gefühls, bedroht zu sein und hintergangen zu werden, etwa mit folgender Haltung (basierend auf schon erhobenen Informationen):

> Sie haben in Ihrem Leben sehr häufig erleben müssen, dass Sie hintergangen und von anderen ausgenutzt und gemobbt wurden. Daher kann ich es gut nachvollziehen, dass Sie in den verschiedensten Lebenslagen in hohem Maße vorsichtig und aufmerksam sind, um sich selbst zu schützen. Ihre Vorsicht mir und meiner Arbeit gegenüber ist – bezogen auf Ihre aktuelle Lebenssituation und auf unsere Arbeit hier in der Therapie – daher nur allzu schlüssig. Ich stehe dabei in einem gewissen Dilemma. Ich weiß zwar, dass ich solche Ängste wie Ihre stark einschränkende Angst vor Brücken schon einige Male erfolgreich behandelt habe. Es kann jedoch dennoch sein, dass Sie sich hinsichtlich meiner Verschwiegenheit, aber auch meiner therapeutischen Kenntnisse und Erfahrungen bei mir nicht sicher genug fühlen. Ich kann Ihnen nur versichern, dass ich es nach bestem Wissen und Gewissen versuche. Ich würde aber verstehen, dass Sie sich nach einem Therapeuten umsehen, bei dem Sie mehr Sicherheit finden.

Basierend auf dem Motivorientierten Indikations- und Interventionsmodell geht diese Art der Intervention und Gesprächsführung davon aus, dass es für Personen mit paranoiden Erlebens- und Denkweisen sehr bedeutsam ist, die Kontrolle über die Interaktionen mit anderen nicht zu verlieren. Dadurch werden Befürchtungen verringert, von anderen verletzt oder benachteiligt zu werden. Dies gilt auch für die therapeutische Arbeitsbeziehung. Hieraus resultiert als notwendige und hilfreiche therapeutische Haltung, Herrn M. aus dem Fallbeispiel entsprechend umfangreich die Kontrolle anzubieten bzw. sogar zu „verschreiben". Den Zweifeln an der Loyalität des Therapeuten sowie an seiner Kompetenz begegnete der Therapeut mit der folgenden Haltung:

Es ist für Sie verständlicherweise sehr wichtig, dass Sie besonders aufmerksam hinsichtlich meiner Person, meiner Kompetenz und auch meiner Vertrauenswürdigkeit sind. In diesem Zusammenhang kann ich gut verstehen, dass Sie mehr Sicherheit brauchen, als ich Ihnen in dieser kurzen Zeit, in der wir uns jetzt kennen, geben kann. Die verbalen Versicherungen meinerseits können für Sie nur ein Anhaltspunkt sein. Ob ich mich tatsächlich danach richte und daran halte, können Sie erst nach einiger Zeit wissen. Das heißt, die Entwicklung von einem sicheren Gefühl für unsere Zusammenarbeit braucht einige Zeit. Ich weiß nicht, ob Sie jetzt schon zusagen können, die dafür notwendige Geduld aufzubringen. Ich schlage vor, dass wir am Ende jeder Sitzung kurz darüber sprechen, ob die Sitzung für Sie in Ordnung war und ob wir mit unserer Arbeit Ihrer Meinung nach dem Ziel, die Angst loszuwerden, nähergekommen sind. Auch können wir darüber sprechen, wie sicher Sie in der Sitzung waren, dass wir mit der Arbeit weiterkommen. Ich werde Ihnen weiterhin alle aus meiner Sicht notwendigen therapeutischen Schritte so gut es geht erläutern, und ich möchte, dass Sie mit großer Wachsamkeit darauf achten, dass wir nicht auf falsche Gleise kommen.

Der Therapeut nimmt in dieser Phase Bezug auf die Skepsis, das Misstrauen und Distanz des Patienten. Dabei werden die zentralen Motive, nämlich die Kontrolle zu behalten, möglichst wenig Persönliches zu berichten und zielgerichtet in der Therapie die Phobie anzugehen, aufgegriffen und teilweise sogar „verschrieben". Dabei ist es für jemanden, bei dem Kontrolle ein wichtiges interpersonelles Motiv darstellt, besonders bedeutsam, die Schritte in der Therapie sehr transparent zu halten und fortlaufend über die Interventionen und deren Begründung zu informieren. Im Folgenden wird ein konkretes Beispiel für die Interventionen mit dem Patienten beschrieben.

Beispieldialog

Von Herrn M. wurde eine Einkaufssituation als typisch geschildert, in der er sich beobachtet fühlte und der Verkäufer mit einem Kunden flüsterte – dabei meinte er das Wort „Verrückter" gehört zu haben, und er bezog es auf sich selbst. Nach dem motivorientierten Ansatz könnte die therapeutische Interaktion wie folgt sein:

Th.: So eine Situation ist sehr unangenehm. Als Verrückter bezeichnet zu werden und dass Fremde persönliche Dinge von einem Selbst im eigenen Beisein besprechen! Das ist eine sehr verletzende Art, mit anderen umzugehen, zumal mit einem Kunden! Haben Sie eine Idee, welches Interesse der Verkäufer und sein Kunde haben könnten, Ihnen wehzutun und Sie so zu verletzen?

Pat.: Nein, keine Ahnung. Ich kannte die beiden auch nicht. Aber wie es so ist – Sie kennen das ja –, die Menschen freuen sich am Leid und an den Problemen anderer. Es ist vielleicht reine Schadenfreude und das passiert mir sehr häufig.

Th.: Ich glaube, es ist wichtig, dass wir uns diese Situation noch etwas genauer ansehen, denn Sie erleben solches ja wirklich recht häufig. Vielleicht gibt es eine Möglichkeit, dagegen etwas zu tun. Können Sie sich genauer erinnern, wie der Wortlaut dessen war, was die beiden über Sie gesagt haben?

Pat.: Nein, den Wortlaut weiß ich nicht mehr, aber ich bin mir sicher, dass es etwas Negatives war.

Th.: O.k., lassen wir das für diesen Moment mal dabei. Für zukünftige Situationen scheint es mir wichtig, dass Sie Ihre Antennen weit aufspannen, um solche Verletzungen, die von anderen ausgehen, genau mitzubekommen. Wahrscheinlich haben Sie sich nach dem Besuch vorgenommen, diesen Laden nicht mehr zu betreten, ist das richtig?

Pat.: Ja, sicherlich.

Therapeutische Aufgabe: Seien Sie besonders aufmerksam und wachsam!

Th.: Das ist auch logisch und sinnvoll. Mit Leuten, die schlecht über einen reden, will man keine Geschäfte machen. Da diese Situation aber sehr beispielhaft dafür ist, was Sie – vor allem in letzter Zeit – oft erleben, will ich Ihnen eine therapeutische Aufgabe vorschlagen. Ich möchte, dass Sie in den nächsten Tagen erneut in das Geschäft gehen und genau aufpassen, ob und ggf. in welcher Weise so etwas noch einmal passiert. Dabei möchte ich, dass Sie besonders aufmerksam und wachsam sind, was die anderen tun oder sagen und wie sie es sagen. Am besten wäre es, wenn Sie so genau hinhören, als wären Sie ein Mikrofon mit einem Tonbandgerät. Wir haben gute Erfahrungen damit gemacht, dass sich Patienten die Ergebnisse solcher Beobachtungen nach den entsprechenden Begegnungen genau notieren.

Herr M. wurde dazu angeleitet, möglichst täglich ein Kurzprotokoll darüber zu führen, wie stark er sich von anderen beobachtet und „durchschaut" fühlte. Dabei wurde eine einfache Ratingskala mit den Ankern „überhaupt nicht beobachtet = 0" bis „sehr stark beobachtet und durchschaut = 100" eingesetzt.

Diese Form der Intervention hat zwei Ziele. Zum einen wird die skeptische ggf. paranoide Haltung zunächst als gegeben akzeptiert und durch diese Form der Beobachtungsaufgabe „validiert", was bedeutet, dass die skeptische Haltung der Patientin bestätigt wird. Die Intervention ist kongruent mit dem System des Erlebens und Handelns der Patientin und mit ihrer paranoiden Haltung. Die Beobachtungsaufgabe beinhaltet weiterhin, dass die von der Patientin regelmäßig, aber nicht systematisch eingesetzten (Schutz-)Handlungen nun im Rahmen der therapeutischen Beobachtungsaufgabe gezielt eingesetzt werden. Hierdurch wird erreicht, dass mit hoher Wahrscheinlichkeit eine Variation der Wahrnehmung, negativ oder gar bösartig beobachtet zu werden, dokumentiert wird. Es wird dadurch für die Patientin möglich, Kontingenzen der (paranoiden) Wahrnehmung zu erkennen – oder anders formuliert – die Abhängigkeit ihrer eigenen paranoiden Wahrnehmungen und Interpretationen von situativen Bedingungen einerseits und von eigenen Stimmungen oder Befindlichkeiten andererseits festzustellen. Hierdurch ergibt sich „wie von selbst" eine Relativierung ihrer für die Interaktion mit anderen ungünstigen Haltung und Handlungen.

Fallbeispiel

In den folgenden Sitzungen wurde diese Aufgabe beibehalten und jeweils die Ergebnisse der Beobachtungsaufzeichnungen besprochen. Erwartungsgemäß wurde deutlich, dass der Grad, in dem sich Herr M. von anderen beobachtet und negativ beurteilt oder hintergangen fühlte, in Abhängigkeit von eigenen Stimmungen und in Abhängigkeit von äußeren Bedingungen deutlich variierte. Beispielsweise änderte sich sein Eindruck darüber, wie er sich von einer jüngeren Kollegin negativ und argwöhnisch beobachtet fühlte, sehr deutlich zwischen 95 (= sehr stark beobachtet und „durchschaut") an einem Tag bis zu 15 an einem anderen – und dies, ohne dass Herr M. dies auf konkrete Verhaltensweisen der Kollegin zurückführen konnte. Die Beobachtungsaufgabe half, die „Relativität" der von ihm selbst so erlebten Feindseligkeit der Mitmenschen erlebnisnah zu demonstrieren. Interessant war, dass die Inhalte der Beobachtungsaufgabe immer weniger wichtig für ihn waren und er mehr und mehr auf „normale" bzw. alltägliche Interaktionen – auch solche mit neutralem oder gar positivem Inhalt – achten konnte. Am stärksten wurde dies deutlich, als er in einer Therapiestunde davon berichtete, dass ihn die erwähnte Kollegin beim Grüßen freundlich angelächelt hatte. Diese Beobachtung ist besonders bemerkenswert, weil Herr M. mit seiner argwöhnischen und eher feindseligen Haltung anderen gegenüber kaum in der Lage zu sein schien, bei anderen neutrale oder gar positive Handlungen wahrnehmen zu können. Im Zusammenhang mit der Behandlung der Brückenphobie war Herr M. zunehmend bereit, sich zunächst auf kleinere Konfrontationsübungen einzulassen. Diese hatten einerseits zum Ziel, ihn bei vorbereitenden Übungen (hohe Außentreppe am Therapiegebäude, kleinere Bahnbrücke in der Nähe der Praxis) mit dem Vorgehen bei dieser Art der verhaltensorientierten Intervention vertraut zu machen. Aus seiner Sicht war und blieb es notwendig, die Kontrolle über den Therapieprozess zu behalten, den Therapeuten konstant in seiner „Professionalität" und seiner Ehrlichkeit zu „prüfen", um dadurch größere Sicherheit und damit auch Vertrauen in die vorgeschlagene Konfrontationsbehandlung zu gewinnen. Die weitere Therapie der Brückenphobie war sehr erfolgreich. Die Stundenfrequenz konnte nach der 25. Sitzung deutlich erniedrigt werden; die Therapie wurde mit der 30. Sitzung abgeschlossen.

Für die Behandlung von Personen mit paranoidem Erleben und entsprechenden Denkmustern eignen sich Verhaltensexperimente, in denen Überzeugungen überprüft werden können und andere kognitiv-verhaltenstherapeutische Interventionen wie sie auch für paranoides Erleben bei Lincoln (2019) und Mehl et al. (2017) beschrieben werden. Arbeitsblätter und konkrete Anleitungen finden sich bei diesen Autoren.

7.6 Studien zur Wirksamkeit

Ein grundsätzliches Problem der Studien zur Wirksamkeit von psychotherapeutischen Behandlungsansätzen bei der Paranoiden PS ist, dass die Patientinnen ja häufig nicht wegen ihrer paranoiden Persönlichkeitszüge eine Therapie aufsuchen. Prozessorientierte Forschungsdesigns fehlen bisher weitgehend. In einzelnen Publikationen wird jedoch deutlich, dass es mit einer validierenden, motivanalysierenden Vorgehensweise gelingt, ein therapeutisches Arbeitsbündnis aufzubauen und die Stärke der paranoiden Überzeugungen zu mildern (Beck, Davis & Freeman, 2015). Bisher liegen keine kontrollierten empirischen Untersuchungen oder Wirksamkeitsbefunde zur psychotherapeutischen Behandlung der Paranoiden PS vor.

Mit einer validierenden, motivanalysierenden Vorgehensweise kann es gelingen, ein therapeutisches Arbeitsbündnis aufzubauen und die Stärke der paranoiden Überzeugungen zu mildern

Eine Vergleichsstudie zu Behandlungskontexten (stationär, tagesklinisch, ambulant) bei n = 57 Patienten mit Cluster-A-Persönlichkeitsstörungen (86 % der Teilnehmenden hatten eine Paranoide PS) zeigt, dass Patientinnen mit einer Paranoiden PS von Psychotherapie profitieren können. In dieser Studie war eine stationäre und teilstationäre psychotherapeutische Behandlung einer ambulanten Behandlung hinsichtlich der Reduzierung der Symptomatik überlegen (Bartak et al., 2011).

8 Die Histrionische Persönlichkeitsstörung

Die Überschrift für die charakteristischen Verhaltensweisen von Personen mit deutlich histrionischen Merkmalen ist „Drama". Alle Ereignisse und alles Erleben sind intensiv, aufregend, erregend, stark emotional und unaufschiebbar. Das Äußere und das Inerscheinungtreten sind sehr wichtig und die Personen erwarten, dass diese unmittelbare Wichtigkeit möglichst auch unmittelbar und uneingeschränkt wahrgenommen wird. Menschen mit histrionischen Persönlichkeitszügen sind schnell zu begeistern und sehr emotional im Ausdruck ihrer Befindlichkeiten, ohne dass ihr Erleben die gezeigte emotionale Tiefe erreicht. Sie haben häufig rasch wechselnde, dann jeweils auch in Momenten intensive Bekanntschaften, von denen sie absolut begeistert sind. Dies geht einher mit häufig werbendem und Flirt-Verhalten. Nicht selten kleiden diese Personen sich auffallend und haben ein schillerndes Äußeres. Sie bringen Abwechslung in ihren eigenen Alltag, aber durchaus auch in den Alltag von anderen. Daher werden Menschen mit leichten Ausprägungen histrionischer Züge von anderen oft positiv wahrgenommen und ihre Präsenz wird wegen ihrer Lebendigkeit und Unterhaltsamkeit oft geschätzt. Je stärker jedoch das „theatralische" Verhalten ausgeprägt ist, je mehr Aufmerksamkeit von den Mitmenschen eingefordert wird und je weniger sie auf andere eingehen, desto stärker sind auch die interpersonellen Beziehungen beeinträchtigt. Die Personen werden als exzentrisch, zu egozentrisch und zu wenig sensibel wahrgenommen; ihr Verhalten wird dann oft als „nervig" erlebt und Mitmenschen gehen auf Distanz. In der interpersonellen Interaktion hat dies paradoxerweise die Folge, dass das dramatisierende oder Werbeverhalten noch deutlicher gezeigt wird; denn zentral bleibt das Motiv: „Du musst von allen beachtet und als wichtige Person anerkannt werden".

Aufmerksamkeit erregen und erhalten ist alles!

Daher sind extrem ausgeprägte histrionische Verhaltensweisen meist sehr beeinträchtigend für die Gestaltung sozialer Beziehungen und damit aber auch für die Person selbst, wenn die gewünschten (bzw. eingeforderten) Aufmerksamkeitsreaktionen nicht oder nicht in dem gewünschten Ausmaß erfolgen. Besonders im stationären und Gruppenbehandlungssetting ist daher zu erwarten, dass histrionische Verhaltensweisen aversive Reaktionen bei Personal und Mitpatienten hervorrufen und den Behandlungsverlauf und -erfolg der primär zur Vorstellung erbrachten psychischen Erkrankung sehr beeinträchtigen können. Die meist sehr geringe Frustrationstoleranz des (histrionischen) Patienten – aber auch der Mitpatienten – und sein Drang nach schneller und unmittelbarer Befriedigung des starken Bedürfnisses nach Aufmerksamkeit erschweren das soziale Miteinander und stellen damit hohe Anforderungen sowohl an die Mitpatienten als auch an das therapeutische Team.

Die Histrionische PS ist eine besonders stark diskutierte und auch umstrittene diagnostische Kategorie. Noch immer klingt der frühere Begriff der „hysterischen" Persönlichkeit an und der eng mit dem Begriff assoziierte weibliche Geschlechtsbias ist ein gut begründetes Argument, diese Diagnose wegen der besonders stigmatisierenden Konnotation nicht zu gebrauchen. Ein weiterer Grund ist die sehr geringe (wenn überhaupt vorhandene) empirische Forschungsgrundlage für diese Diagnose. Im Alternativmodell für PS des DSM-5 ist diese Kategorie daher nicht mehr als Diagnose aufgenommen worden (APA, 2018). Dennoch bleibt die Frage bzw. die Herausforderung offen, wie im klinisch-therapeutischen Kontext die beschriebenen Persönlichkeitsmerkmale so berücksichtigt werden können, dass sowohl eine erfolgreiche Behandlung durchgeführt als auch die Beeinträchtigung von Mitpatienten und des Teams möglichst geringgehalten werden können.

8.1 Störungsbild

Die Betroffenen brauchen und suchen nahezu ständig nach Aufmerksamkeit, Anerkennung, Lob und positiven Rückmeldungen

Eine übertriebene Emotionalität und ein übermäßiges, extremes Verlangen nach Aufmerksamkeit und Bestätigung charakterisieren Personen mit dieser PS. Die Betroffenen brauchen und suchen nahezu ständig nach Aufmerksamkeit, Anerkennung, Lob und positiven Rückmeldungen. Kleidung und Auftreten sind oft bunt, schillernd und auffallend. Die Personen stellen sich oft mit Berichten und Darstellungen eigener Erlebnisse und damit verbundenen starken Emotionen in den Vordergrund. Dabei wirken die Darstellungen meist sehr dramatisch, extrem, jedoch für andere häufig sehr oberflächlich und unecht.

Hinsichtlich histrionischer Verhaltensweisen sind vielfältige Nuancierungen und Ausprägungsgrade möglich. Im klinischen Kontext werden – beispielsweise im stationären Alltag oder im gruppentherapeutischen Setting – starkes Weinen, lautes Schluchzen ohne besondere oder erkennbare Anlässe, heftige emotionale Äußerungen, gepaart mit starken körperlichen Reaktionen, z. B. plötzlich auftretende starke Schmerzen oder andere Reaktionen (z. B. plötzliches Verlassen einer Gruppensituation, Wutausbrüche) genannt. Außerhalb der Situation berichten die Patienten beispielsweise, dass sie es „nicht mehr ausgehalten" hätten, dass sie nicht beachtet worden seien („Alle wurden nach ihrem Befinden gefragt, nur ich nicht") oder dass ihnen nicht genügend Zeit und Aufmerksamkeit gegeben wurde.

Eine gelingende therapeutische Beziehung ist allerdings abhängig vom Schweregrad der Störung und von der Geduld und Frustrationstoleranz des Therapeuten

Die komplementäre Beziehungsgestaltung ist in der Einzeltherapie vergleichsweise leicht zu erreichen, da die ungeteilte Aufmerksamkeit des Therapeuten das grundlegende Bedürfnis befriedigt. Eine gelingende therapeutische Beziehung ist allerdings abhängig vom Schweregrad der Störung und von der Geduld und Frustrationstoleranz des Therapeuten. Eine besondere Herausforderung kann die Dramatik darstellen, die alltäglichen Ereignissen verliehen wird, die zu ständig wechselnden Therapieanliegen aufseiten der Patienten führen und eine stringente Bearbeitung von im Rahmen der Behandlungsplanung primär identifizierten Problemfeldern unmöglich machen kann.

Über die verschiedenen Ausgaben des DSM hinweg wurden die diagnostischen Kriterien für die Histrionische PS verändert. Auch deshalb schwanken die Prävalenzangaben für diese PS zwischen 0 und 3,2 %, wobei in späteren Studien niedrigere Prävalenzraten gefunden wurden.

Fallbeispiel

Eine 38-jährige, ausgebildete Krankenschwester, die schon seit einigen Jahren als erwerbsunfähig berentet ist, kommt wegen starker Ängste (Panikattacken und die generalisierte Angst, das Leben nicht zu schaffen) und einer Reihe von gravierenden Problemen der Alltagsgestaltung zur ambulanten Psychotherapie in die Hochschulambulanz eines psychologischen Instituts. Schon beim ersten diagnostischen Termin erlebt die Patientin beim Ausfüllen von Fragebögen eine sehr starke Panikattacke. Sie hyperventiliert und berichtet zitternd mit einem sehr ängstlichen Gesichtsausdruck, dass sie keinesfalls nach Hause gehen könnte. Sie müsse unbedingt in der Ambulanz bleiben, da sie sicher sei, dass sie den Weg nach Hause nicht überleben werde. Nachdem die Leiterin der Ambulanz hinzukam, einige Copingstrategien erklärte (Fokussierung auf den aktuellen Augenblick, Einordnung der Angstgedanken als Katastrophengedanken, Wahrnehmungen im Hier und Jetzt), sah sich die Patientin nach dem Abklingen der Panikattacke dann doch in der Lage, die Ambulanz zu verlassen und nach Hause zu fahren. Im Verlauf der Therapie berichtet sie auch von zahlreichen Arztbesuchen, bei denen es ihr oft „so schlecht" ergangen sei, dass sie auch dort sehr lange warten musste, bevor sie nach Hause gehen konnte. Einmal habe der behandelnde Arzt sie auch persönlich nach Hause gefahren.

Dieses Muster von Hyperventilieren und Dramatisieren dauerte in den ersten Sitzungen der Einzeltherapie an. Nach einiger Zeit zeigte die Patientin diese Verhaltensweisen zunehmend weniger. Dies war möglich, indem die Therapeutin sehr ernsthaft und detailliert die somatischen, kognitiven und verhaltensbezogenen Anteile der Symptome explorierte. Diese sorgfältige Form der Verhaltensexploration und Verhaltensanalyse machten langsam deutlich, dass die Angstattacken auch von der Patientin bei Weitem nicht als so dramatisch und bedrohlich erlebt wurden bzw. erlebt worden waren, wie sie es zum Ausdruck gebracht hatte. Sie konnte mit zunehmendem Vertrauen zur Therapeutin berichten, dass sie häufig befürchtete, dass ihre Angst nicht ernst genommen werde. Auch habe sich in ihr ein großes Gefühl der Hilflosigkeit breitgemacht, verbunden mit der Angst, beim Verlassen der Praxen oder der Ambulanz wieder ein von ihr erlebtes intensives Gefühl der Einsamkeit erleben zu müssen. Mit der Zeit konnte die Patientin sagen, dass diese Attacken doch nicht so stark gewesen seien und sie sich wohl doch sehr hineingesteigert hätte, um sicherzugehen, dass sie nicht allein gelassen würde.

Das Verhältnis zu ihren Eltern beschrieb die Patientin sowohl in ihrer Erinnerung an ihre Kindheit als auch aktuell als „eine einzige Katastrophe". Die Eltern hätten fortwährend in einer Ehekrise gelebt. Sie habe oft das Gefühl gehabt, dass sie eigentlich „Luft" gewesen sei und dass für sie im Leben der Eltern kein Platz gewesen sei. Sie habe keine Geschwister. Dramatisch sei gewesen, dass sie einen Suizidversuch der Mutter direkt miterlebt habe. Zeitweise sei sie - etwa im Alter zwischen vier und sieben Jahren - in einem Heim aufgewachsen.

Sie kommt zur Therapie, um mit ihrem Leben besser klar zu kommen und die massiven Ängste besser in den Griff zu bekommen.

8.2 Diagnostik

Die diagnostische Beschreibung für die Histrionische PS nach der ICD-11 kann wie folgt dargestellt werden:

Diagnostische Kriterien der Histrionischen Persönlichkeitsstörung nach ICD-11

Prominente Persönlichkeitsmerkmale:

Heftiger Ausdruck von fluktuierenden negativen und auch positiven Affekten und Emotionen, Problem der Emotionsregulation, starker Selbstbezug, streben nach sofortiger Bedürfnisbefriedigung

In folgenden Persönlichkeitsmerkmalen liegen Auffälligkeiten vor:
- Negative Affektivität:
  - Sehr heftiger Ausdruck von oft fluktuierenden negativen und - Achtung! - auch *positiven* Affekten und Emotionen,
  - Schwierigkeiten mit der Emotionsregulation, Vermeidung starker negativer, tiefer Gefühle wie Trauer.
- Distanziertheit: Auf dem gegensätzlichen Pol mit schneller, übertriebener oder wahlloser Herstellung von sozialer Nähe und eingeschränkter Fähigkeit zur Wahrnehmung des Grades an gewünschter Nähe durch andere.
- Dissozialität:
  - Fehlende oder sehr gering ausgeprägte Empathie bis hin zu dissozialen Verhaltensweisen und Verantwortungslosigkeit,
  - starker Selbstbezug; Egozentrizität.
- Enthemmung: Verantwortungslosigkeit, sofortige Bedürfnisbefriedigung (Impulsivität).
- Anankasmus: In der Regel keine Auffälligkeiten.

Schweregrad:

- *Leicht:* Personen müssen häufig im Mittelpunkt stehen, suchen ständig Bestätigung, sind für andere anstrengend, übermäßiger Affektausdruck, wirken oberflächlich, unecht und fassadenhaft.
- *Mittel:* Häufige Beziehungsabbrüche, situativ unangemessenes Verhalten (z. B. distanzloses oder stark sexualisiertes Verhalten), andere fühlen sich überfordert und „genervt", ziehen sich zurück.
- *Schwer:* Heftige Affektausbrüche oder Symptome (z. B. Äußern von starken Schmerzen oder anderen somatischen Symptomen wie Ohnmachtsnähe, sensorische Einschränkungen, Missempfindungen, Panikattacken), insbesondere bei empfundener Nichtbeachtung; parasuizidale Handlungen oder Suiziddrohungen. Kaum oder nur sehr instabile soziale oder partnerschaftliche Beziehungen bis hin zu sozialer Isolierung. Andere fühlen sich emotional missbraucht.

8.3 Störungsmodell

Eine typische Grundannahme von Personen mit Histrionischer PS ist: „Ich brauche die Anerkennung durch andere, sonst fühle ich mich leer". Als Kernmotiv für interpersonelles Verhalten ergibt sich daraus: „Ich will etwas Besonderes sein und im Mittelpunkt stehen". Durch emotional expressives Verhalten wird versucht, die Aufmerksamkeit anderer auf sich zu lenken (vgl. Abbildung 6).

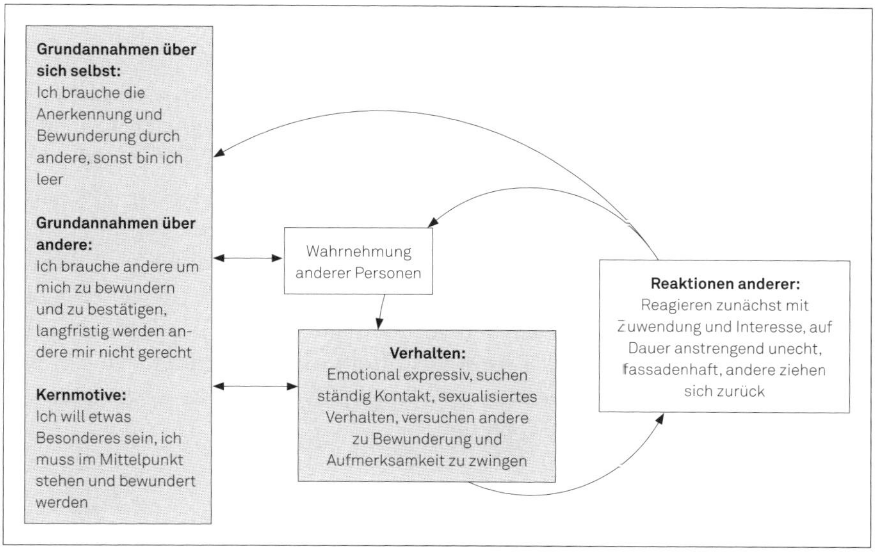

Abbildung 6: MIIM der Aufrechterhaltung der Histrionischen Persönlichkeitsstörung

8.4 Ätiologie

Aus den unterschiedlichen theoretischen Perspektiven gibt es unterschiedliche Annahmen über die Entstehung der histrionischen Persönlichkeit. Auch bei dieser PS gibt es keine belastbaren empirischen Befunde. Patienten berichten häufig, dass für sie schon immer Anerkennung und Zuwendung sehr wichtig gewesen seien. Sie hätten es nie gut aushalten können, unbeachtet zu sein. Hinsichtlich des Erziehungsstils und der Reaktionen anderer werden oft übermäßig verstärkende Verhaltensweisen für Äußeres berichtet sowie – auf Verlangen bzw. im Zusammenhang mit somatischen und psychischen Problemen – das Erleben von Zuwendung und Anerkennung durch andere.

8.5 Psychotherapie

Im Sinne einer komplementären Beziehungsgestaltung ist es im einzeltherapeutischen Setting zunächst vergleichsweise einfach, auf das Bedürfnis nach Aufmerksamkeit und Zuwendung der Patienten einzugehen. Oldham und Morris (2007) vermitteln in ihrem Kapitel zum dramatischen Stil „der sprühende Mittelpunkt der Party" ein gut nachvollziehbares Erklärungsmodell, das auch von Patienten als hilfreich bewertet wird.

Nach dem MIIM sollte der Therapeut versuchen, Motive und die dazu gehörenden Verhaltensweisen zu akzeptieren und als „in der Lebensgeschichte geworden" zu verstehen. Dies gelingt beispielsweise durch validierende Äußerungen und genaues Nachfragen: „Das ist ja unglaublich, was Sie schon alles erlebt haben." „Können Sie mir noch genauer davon berichten?" „Das muss ja besonders schlimm für Sie gewesen sein."

Authentizität im interpersonellen Verhalten stärken

Eine wichtige therapeutische Aufgabe ist es, die Authentizität im interpersonellen Verhalten zu stärken, einen Perspektivwechsel (Mentalisieren) zu üben sowie die Frustrationstoleranz für Situationen zu erhöhen, in denen die Person nicht im Mittelpunkt steht. In schweren Fällen kommt es im stationären Setting oder in Gruppentherapien immer wieder zu extremen Verhaltensweisen, da die Betroffenen so große Schwierigkeiten damit haben, wenn anderen vermeintlich mehr Beachtung geschenkt wird als ihnen. Gleichzeitig bieten diese Behandlungskontexte sehr gute Möglichkeiten der Reflexion des eigenen Verhaltens und des Erprobens alternativer Verhaltensweisen wie einen Perspektivwechsel zu üben und langfristige negative Konsequenzen des eigenen Verhaltens zu besprechen.

Perspektivwechsel üben und über langfristige Konsequenzen des Verhaltens sprechen

Beispiel

Eine Patientin, die sich in stationärer Therapie befand, berichtete in der Gruppentherapiesitzung von plötzlich aufgetretenen starken Schmerzen im Schulterbereich. Sie lehnte sich zu dem neben ihr sitzenden Mitpatienten und bat ihn, ihr den Schulterbereich zu massieren. Der Mitpatient tat das auch.

In der Gruppensitzung wurde das Verhalten von der Gruppentherapeutin nur kurz angesprochen: „Frau Meier *(alle Namen erfunden)*, für unsere Arbeit hier in der Gruppe ist das jetzt eher störend. Ich möchte Ihnen das gern nachher im Einzelgespräch noch einmal erläutern. O.k.?“

Woraufhin der Mitpatient aufhörte, sie zu massieren.

Die Psychotherapeutin besprach dieses Verhalten nach der Gruppe im Einzelsetting mit der Patientin:

Beispieldialog

Th.: Ich möchte mit Ihnen die Situation heute in der Gruppentherapie noch einmal ansprechen. Können Sie sich denken, warum ich das mit Ihnen besprechen möchte?

Pat.: Nee, weiß ich nicht. *(Pause)* Ich hatte ja so Schmerzen und mir ging es wirklich nicht gut. ... Dann fand ich sehr nett, dass Herr Müller mir den Rücken massiert hat. Meinen Sie diese Situation?

Th.: Ja, genau, die meine ich. Die Schmerzen waren sicher sehr unangenehm und wahrscheinlich auch plötzlich aufgetreten. *(Kurze Pause)* Ich möchte noch auf einen anderen Aspekt der Situation eingehen. Was meinen Sie, was es für die anderen in der Gruppe bedeutet und was die sich denken, wenn Sie darum bitten, massiert zu werden und Herr Müller Ihrem Wunsch dann auch nachkommt?

Pat.: Das weiß ich nicht. Ich fand das in dem Moment gut. ... Naja, vielleicht hätten die anderen auch so etwas gerne gehabt.

Th.: Ja, das ist möglich, vielleicht hätten die anderen das auch gern gehabt. Was haben die anderen denn wohl gedacht?

Pat.: Weiß ich nicht.

Th.: Mmh, stellen Sie sich vor, Frau Schmidt wäre von einem Mitpatienten der Rücken massiert worden, was hätten Sie von Frau Schmidt und dem Mitpatienten denn in dem Moment gedacht? *(Perspektivwechsel)*

Pat.: ... Das fände ich nicht so gut. Ich hätte das auch gern. Ich glaube, ich würde mich dann bei Herrn Müller auf die andere Seite setzen, damit er das bei mir auch macht.

Th.: Ja *(lächelt sie an)*. Aber da sind ja noch ein paar andere, die können ja nicht alle bei Herrn Müller auf dem Schoß liegen ...

Pat.: Stimmt. Aber was ist denn daran das Problem?

Th.: Können Sie sich vorstellen, wie die anderen das fanden, als sie massiert wurden?

Pat.: Naja, vielleicht fanden die das auch nicht so gut. Ist das das Problem?

Th.: Frau Meier, ich kann gut verstehen, dass Sie das gut fanden, als der Herr Müller Ihnen den Rücken massiert hat. Es hat Ihnen ja auch gutgetan, als Sie diese Schmerzen hatten. Aber für die Gruppe kann das schwierig sein, wenn eine Teilnehmerin diese Zuwendung bekommt und die anderen alle das nicht bekommen können. Verstehen Sie das?

Pat.: Ja, schon. ... Heißt das, dass Herr Müller das nicht mehr machen darf?

Th.: Ja, zumindest nicht während der Gruppe.

Pat.: Aber was soll ich denn machen, wenn ich so dolle Schmerzen habe in der Gruppe?

Th.: Ja, gut, genau – darüber sollten wir nachdenken. Was hilft Ihnen denn sonst, weniger Schmerzen zu haben?

Genaue Verhaltensanalysen helfen, das Verständnis für die Funktionalität des Verhaltens zu fördern

Es kann sehr hilfreich sein, die Patientin zur Selbstbeobachtung der Schmerzen ein Beobachtungsprotokoll ausfüllen zu lassen, um zu sehen, wann und in welchen sozialen Situationen die Schmerzen besonders stark auftreten. Auch genaue Verhaltensanalysen mit den kurz- und langfristigen Konsequenzen helfen, das Verständnis für die Funktionalität des Verhaltens zu fördern. Insbesondere ist es wichtig, die genervten Reaktionen der anderen, die eher langfristig auftreten, in der Verhaltensanalyse herauszuarbeiten, um die Motivation der Patienten zu steigern, an ihrem Verhalten auch tatsächlich etwas zu ändern und damit befriedigendere soziale Beziehungen zu haben:

Beispieldialog

Th.: Haben Sie mal in die Runde geschaut? Wie haben die anderen denn geguckt, als Herr Müller Sie massiert hat?

Pat.: Mmh, ich glaube, zwei haben miteinander geredet; die eine Patientin, die bald geht, hat die Augen verdreht.

Th.: Was meinen Sie, was das heißt?

Pat.: Weiß nicht so genau, vielleicht waren die neidisch oder eifersüchtig.

Th.: Ja, das kann sein. Hat denn jemand nach der Gruppe etwas zu Ihnen gesagt?

Pat.: Nee, direkt nicht, aber beim Mittagessen wollten sie nicht, dass ich mich an ihren Tisch setze.

Th.: Meinen Sie, dass das mit der Situation in der Gruppe zusammenhängt?

Pat.: Kann schon sein ...

Im Nachhinein wird mit der Patientin thematisiert, ob sie Freundschaften haben möchte und wie Freundschaften längerfristig gelingen können.

Eine weitere Art ist, solche Verhaltensweisen auf sehr humorvolle Art anzusprechen. Beispielfragen hierzu können sein:

- Was passiert denn eigentlich, wenn keiner guckt?
- Wie kann man sich in der Gruppe die Zeit vertreiben?
- Warum machen eigentlich andere so etwas nicht?

Weiterhin sollte besprochen werden, was man tun muss, um auf andere längerfristig sympathisch zu wirken. Eine Möglichkeit ist es, zu lernen, die Aufmerksamkeit gezielt auf das Befinden bzw. Bedürfnisse anderer zu richten. So kann die Aufgabe besprochen werden, in den Gruppensitzungen vor allem zuzuhören, sich einmal ganz auf die anderen Gruppenteilnehmer zu konzentrieren (im Sinne eines Verhaltensexperiments). Ein Zwischenschritt kann sein, Voraussagen über das Verhalten von einem oder zwei anderen Teilnehmern der Gruppe zu machen, diese dann zu überprüfen und nach zu besprechen.

Geschenke von Patienten

Ein Thema, welches öfter bei Patienten mit Histrionischer PS auftritt, ist, dass sie den Therapeuten Geschenke machen. Es empfiehlt sich, anzusprechen, dass die Berufsordnung es verbietet, Geschenke anzunehmen. Transparent sollte erklärt werden, dass Therapeuten Patienten aufgrund von Geschenken nicht bevorzugen dürfen. Die Therapeuten sollten keine Geschenke annehmen.

Die Aufgabe in der Therapie, die Frustrationstoleranz der Patienten zu erhöhen, ist herausfordernd. Bei der Patientin aus dem Fallbeispiel oben wurde deutlich, dass immer, wenn etwas unkomfortabel wurde, im Sinne von viel Aufwand und wenig Beachtung erbringend, sie es nicht durchgehalten und abgebrochen hat. In der Psychotherapie sind viel Verständnis und Geduld erforderlich bei gleichzeitig transparenter Kommunikation und Einhaltung von Regeln. Immer hilfreich ist es, sich die zugrunde liegenden Motive der Patienten zu vergegenwärtigen und eine positive, wohlwollende Grundhaltung beizubehalten, um die Patienten darin zu unterstützen, ihr interpersonelles Verhalten zu ändern. Gleichzeitig sollte die Verstärkung von Symptomverhalten durch Aufmerksamkeitszuwendung vermieden werden und neue Verhaltensformen, z. B. erwachsenes, sachliches Verhalten, positiv validiert werden.

8.6 Studien zur Wirksamkeit

Bisher liegen keine empirischen Untersuchungen oder Wirksamkeitsbefunde zur psychotherapeutischen Behandlung der Histrionischen PS vor. In den verschiedenen Lehrbüchern finden sich jeweils Expertenmeinungen zur Behandlung der Histrionischen PS, auf die an dieser Stelle verwiesen sei (Fiedler & Herpertz, 2016).

9 Die Schizotype und Schizoide Persönlichkeitsstörung[18]

Exzentrische Männer und Frauen sind nicht wie irgendjemand anders. Sie sind Träumer, Suchende des Geistes, Visionäre, Mystiker. ... Sie sind echte Originale und ragen heraus, manchmal als Sonderlinge, manchmal als Genies.

Oldham und Morris (2007, S. 281)

Menschen mit schizoidem Persönlichkeitsstil sind Einzelgänger

Menschen mit einem schizoiden Persönlichkeitsstil sind als Einzelgängerinnen wohl am treffendsten charakterisiert. Sie haben wenig Interesse an anderen Menschen und an Beziehungen, haben wenig sexuelle Bedürfnisse, zeigen und erleben wenig Emotionen, kurz: Sie sind sich selbst genug. Diese beiden Kurzdarstellungen fassen die positiven Seiten der schizotypen und schizoiden Persönlichkeiten zusammen.

Wir beschreiben in diesem Kapitel die Psychotherapie für die Schizotype und die Schizoide PS gemeinsam, da wir uns an einem Fallbeispiel orientieren, bei dem tatsächlich die Kriterien für beide PS erfüllt waren. Wir gehen davon aus, dass Patientinnen mit Schizoiden und/oder Schizotypen PS nur sehr selten wegen ihrer Persönlichkeitseigenschaften Psychotherapie aufsuchen.

9.1 Störungsbild

Kernmerkmale der schizotypen Persönlichkeit sind exzentrische Ideen, außergewöhnliche Wahrnehmungsfähigkeiten, Unbehagen in sozialen Situationen

Patientinnen mit schizotypen Merkmalen haben charakteristischerweise oft exzentrische Ideen, außergewöhnliche Wahrnehmungen, Visionen („sechster Sinn"), bizarre Ideen und glauben an Übersinnliches. Sie fühlen sich in sozialen Situationen oft unbehaglich und fremd. Eine gewisse Ähnlichkeit mit einzelnen Symptomen der Schizophrenie ist erkennbar, was auch durch die Zuordnung dieser Diagnose zur Kategorie F2 (Schizophrenie, schizotype und wahnhafte Störungen) in der ICD-10 und ICD-11 nahegelegt wird.

Hauptmerkmal der Schizoiden PS ist ein Mangel an emotionaler Reaktivität – in positiver wie in negativer Richtung. Die Betroffenen pflegen intentional einen sozial sehr isolierten Lebensstil. Damit einhergehend ist eine interpersonelle und emotionale Distanzierung von anderen charakteristisch. Betroffene leben häufig sehr zurückgezogen und empfinden Situationen, in denen

18 unter Mitarbeit von Sandra Stoll.

sie mit vielen anderen Menschen zu tun haben, eher belastend. Anders als bei anderen Menschen leiden die Betroffenen nicht unter Einsamkeit, sondern suchen diese.

Für beide PS schwanken die Prävalenzangaben stark. Für die Schizotype PS werden in unterschiedlichen Untersuchungen im Zeitraum zwischen 1989 und 2007 Raten zwischen 0 und 3,3 % (Median 0.9) in der Allgemeinbevölkerung angegeben. Für die Schizoide PS schwanken die Prävalenzraten in diesem Zeitraum zwischen 0 und 4,9 % ebenfalls. Im klinischen Kontext ist davon auszugehen, dass sich Patientinnen mit einer Schizoiden PS nur äußerst selten in Behandlung begeben. In der Regel sind die Behandlungsanlässe depressive Krisen oder Krisen aufgrund einer Lebensveränderung.

Im Folgenden beschreiben wir den Fall einer Patientin mit charakteristischen Eigenschaften beider Störungen, die in ambulanter Einzeltherapie behandelt wurde. Das Fallbeispiel ist angelehnt an Strunz und Fydrich (2013).

Fallbeispiel

Die 33-jährige arbeitslose und alleinstehende Patientin berichtet über eine allgemeine Unsicherheit und Orientierungslosigkeit. Sie „schwimme nur so rum", sei „verkrampft" und in ihrer Situation „festgefahren". Diese Probleme hätten eigentlich schon immer bestanden, sie hätten sich jedoch noch verschärft, seit sie seit dem 20. Lebensjahr alleine wohne. Weder beruflich noch privat wisse sie, wie es bei ihr weitergehen könne. Ein Studium der Landschaftsarchitektur habe sie nach acht Jahren abgebrochen. Außerdem sei sie in ihrem Leben bisher noch nie eine Beziehung eingegangen. Sie denke viel darüber nach, wie eine Beziehung „laufen soll", einen Wunsch danach verspüre sie „irgendwie schon", denn eine Beziehung sei „wichtig für ein sinnvolles Leben". Sie habe die Vorstellung, eine Beziehung sei von Gott vorgesehen und sie warte darauf, dass sie ihr Schicksal erkenne und wisse, was sie machen müsse. Im Prinzip gehe sie Verabredungen mit anderen aus dem Weg, weil sie nicht wisse, „wie sie das organisieren" könne. Aber sie spiele zweimal pro Woche in einer Jazz-Band. Dort gehe sie aber nur hin, um überhaupt irgendetwas zu machen. Die einzige Person, zu der sie regelmäßigen Kontakt habe, sei ihre Mutter. Sie frage sich oft, warum sie nichts mit ihrem Leben mache. Bei jeder kleinen Entscheidung überlege sie ewig und frage ihre Mutter oft um Rat, welchen sie dann aber doch nicht befolge. Wenn ein Rabe krächzen würde, während sie auf der Straße gehe, sehe sie das als Zustimmung dafür, was sie gerade gedacht habe. Sie habe sehr intensive Gedanken an Tod und Sterben in der Hinsicht, dass sie befürchte, etwas Schlimmes (z. B. ein Unfall) könne passieren. Sie sei eher traurig und niedergeschlagen und fühle sich „gehemmt und beschränkt".

Die Patientin sei als Einzelkind aufgewachsen. Ihre Eltern hätten sich scheiden lassen, als sie acht Jahre alt war, und sie sei bei der Mutter aufgewachsen. Sie habe immer schon „ihr eigenes Ding" gemacht und wenig Kontakt zu anderen gehabt. In der Schule sowie im Internat habe sie immer Schwierigkeiten mit anderen gehabt und sei sehr isoliert gewesen. Andere Leute hätten sie nur von ihren Gedanken abgelenkt. Das Studium hätte sie nur aus der Not heraus begonnen, weil sie dadurch zu Vorlesungen hingehen konnte und somit wusste, was zu tun sei. Sie habe sich aber nicht eingestanden, dass sie das Thema eigentlich nicht interessiere. Sie habe Prüfungen vor sich hergeschoben, zu spät angefangen, zu lernen und sei schließlich durchgefallen und habe dann das Studium abgebrochen. Aktuell sei sie arbeitslos und beantrage eine Ausbildung zur Grafikerin.

Bisherige Therapieversuche seien über Erstgespräche nicht hinausgekommen, da sie nie klare Ziele habe benennen können. Auch ein eigentlich für acht Wochen geplanter Aufenthalt in einer Psychosomatischen Klinik wurde nach einer Woche abgebrochen, da sie keine Anliegen und keine Therapieziele habe benennen können. Für die aktuelle Therapie wünsche sie sich, selbstständiger zu werden, normal und „erwachsen zu sein" und ihre eigenen Entscheidungen treffen zu können.

Die Patientin wirkt im Gespräch zurückgezogen und manchmal etwas bockig. Sie hält nur selten Blickkontakt und antwortet auf Fragen nur sehr vage und umständlich. Ihre Stimmung könnte man am ehesten als indifferent beschreiben. Ihre Schwingungsfähigkeit ist deutlich eingeschränkt. Sie ist nicht suizidal. Die testpsychologische Untersuchung ergibt überdurchschnittliche intellektuelle Fähigkeiten (WST: Abschätzung Verbal-IQ: 118). Anfängliche Verdachtsdiagnosen (Asperger Syndrom, Aufmerksamkeitsstörung, Depression, soziale Phobie) konnten nach ausführlicher Diagnostik ausgeschlossen werden. Im SKID-II-Interview zeigt sich auch eine zwanghafte Persönlichkeitsakzentuierung. Es gab Hinweise auf riskanten Alkoholkonsum (pro Tag ein Glas Likör und ein Glas Korn).

Typische Tagesabläufe zeigen, dass die Patientin lange überlegt, ob und wie sie „etwas" in Angriff nehmen könnte: „Es ist nicht normal, nicht rauszugehen und mit niemandem zu sprechen, andererseits ist dies der sichere, gewohnte Weg." „Ich müsste wichtige Dinge erledigen, sollte z. B. Anträge stellen. Andererseits sind dies von anderen eingeimpfte Ideen, auf die ich eigentlich keine Lust habe und die keinen Sinn machen."

Grundhaltung: Die anderen wollen etwas von mir, aber ich bin anders und habe meine eigene Sicht auf die Dinge

Es wird deutlich, dass sie einem allgemeinen Grundschema folgt: „Die anderen wollen etwas von mir, aber ich habe meine eigene Weltsicht." Ihr umständliches und metaphorisches Denken wird in ihren Äußerungen deutlich. Ihre Sprache ist weitschweifig, jedoch ohne deutliche Zerfahrenheit, und besteht aus langen fast schon philosophisch anmutenden Analysen, die jedoch zu keinem erkennbaren Ergebnis kommen.

Auf der Handlungsebene geht das Grübeln mit Prokrastinationsverhalten einher. Die Patientin schiebt zu erledigende Dinge lange vor sich her; schreibt lange Listen mit Dingen, die eigentlich zu erledigen wären, nimmt letztendlich nichts in Angriff und bleibt bei ihrem gewohnten Tagesablauf. Dadurch sinkt die Orientierungslosigkeit und Unsicherheit kurzfristig („Dann kommt nichts Unerwartetes und man kann sich nicht verfahren"), langfristig blockiert sie sich selbst, geht keine Beziehungen ein und bleibt beruflich weit hinter ihren intellektuellen Fähigkeiten zurück („Mein Leben funktioniert zwar, aber hat keinen Sinn").

Patientin erzeugt den Eindruck, unnahbar und gleichgültig zu sein

Durch ihr ungünstiges Interaktionsverhalten und wenig angepassten, eingeengten Affekt erzeugt die Patientin den Eindruck, unnahbar und gleichgültig zu sein. Sie zeigt wenig nonverbale Kommunikation, z. B. auch kein Lächeln zur Begrüßung. Ihr umständliches Denken spiegelt sich in der Kommunikation, die von anderen als anstrengend empfunden wird. Die Kommunikation ist wenig wechselseitig. Die Patientin geht sehr wenig auf andere ein.

Durch ihr Verhalten erlebt sie häufig Ablehnung durch andere, welche wiederum die negativen Grundannahmen bestärken, bei anderen nicht erwünscht zu sein. Ein eigenes, mystisch anmutendes Glaubenssystem beeinflusst deutlich die Gedanken und das Verhalten der Patientin. So ist sie z. B. in ihren Stimmungen von den „Schwingungen" des Wohnhauses, in dem sie lebt, abhängig. Hört sie, dass Nachbarn Freunde zu Besuch haben, spielt sie dazu eine bestimmte Musik auf ihrer Gitarre. Sonderbare Ansichten („Da alle im Haus joggen gehen, kann ich nicht als einzige in ein Fitnessstudio gehen") und Aberglaube (z. B. das Krächzen eines Raben) dienen ihr als Entscheidungshilfen. Hinzu kommen ungewöhnliche Wahrnehmungen. So spüre sie, wenn die Nachbarn vom Haus gegenüber zu ihr reinschauen würden. Auch könne sie die Möbel nur in einer ganz bestimmten Anordnung hinstellen, da sonst Unheil drohe. Ein allgemeiner Widerstand gegen gesellschaftliche Konventionen verhindert, dass wichtige Lebensschritte (Ausbildung, Partnerschaft) in Angriff genommen werden können.

Trotz eingeschränkter Krankheitseinsicht erscheint die Patientin ausreichend für die Psychotherapie motiviert, da sie an einem beruflichen Scheideweg steht (Ausbildung zur Mediengestalterin bietet die Chance, ihr Berufsleben „in den Griff" zu bekommen). Außerdem besteht ein Leidensdruck aufgrund des Gefühls, es nicht zu schaffen, erwachsen zu werden und eigene Entscheidungen zu treffen.

Ausgeprägte Ich-Syntonie

Die ausgeprägte Ich-Syntonie der Störung kann sich ungünstig auf die Therapiemotivation und die Fähigkeit zur Formulierung von Therapiezielen auswirken. Zu Beginn der Behandlung kommt die Patientin häufig zu spät. Um die eigene Ambivalenz zu validieren und gleichzeitig die

Förderung der Veränderungsmotivation durch Pro- und Kontra-Liste

Bildung von eigenen Entscheidungskriterien zu fördern, werden mit der Patientin zunächst nur 15 Sitzungen als „Probetherapie" vereinbart. In diesen 15 Sitzungen wird sie fortlaufend angehalten, kritisch zu prüfen, ob ihr die Behandlung weiterhilft. Die Patientin entscheidet sich in Sitzung 13, die Therapie fortzusetzen. Das Festlegen von Therapiezielen war der Patientin in der vorhergehenden Therapie sehr schwergefallen. Für die vor allem zu Beginn der Behandlung notwendige Förderung der Veränderungsmotivation wurde zunächst gemeinsam mit der Patientin eine Pro-/Kontra-Liste erarbeitet.

Pro Veränderung:
- „Momentan wechsele ich zwischen ‚eigenes Ding machen' und ‚sich von anderen beeinflussen lassen' – dies kann ich nicht ewig so durchziehen, weil ich dann nicht mit meinem Leben vorankomme."
- „Ich setze einzelne Dinge punktuell um, aber es passt nicht zusammen, ist planlos, von der falschen Seite angefangen."
- „Druck der Gesellschaft/der Verwandten: ich müsste eigentlich einen Beruf und eine Familie haben."

Kontra Veränderung:
- „Ich habe mich an mein Leben gewöhnt."
- „Wenn, dann hätte ich schon viel früher etwas ändern müssen."
- „So habe ich ein Gefühl von Kontrolle, kann selbst bestimmen, was ich mache."
- „Jetzt ist es womöglich schwieriger als früher, mich zu ändern."
- „Jetzt habe ich keine Lust mehr, mich zu verändern."

Der Patientin hilft die Erstellung der Pro-/Kontra-Liste, sich ihrer eigenen inneren Ambivalenz bewusst zu werden. Ihre Therapieziele formulierte sie daraufhin wie folgt:
- Aufbau einer Tagesstruktur,
- sich der eigenen Identität klarer werden,
- Aufbau sozialer Kompetenz,
- eigene Entscheidungen treffen können und aktiv werden,
- Aufbau von Selbstvertrauen.

9.2 Diagnostik

Die diagnostische Beschreibung der Schizotypen und Schizoiden PS nach ICD-11 kann wie folgt dargestellt werden:

Diagnostische Kriterien der Schizotypen und Schizoiden Persönlichkeitsstörung nach ICD-11

Prominente Persönlichkeitsmerkmale:

In folgenden Persönlichkeitsmerkmalen liegen Auffälligkeiten vor:
- Negative Affektivität: Wenig ausgeprägtes affektives Erleben.
- Soziale Distanziertheit:
  - Soziale Distanziertheit: Die Betroffenen wirken sehr distanziert und sozial unbeteiligt, sind Einzelgängerinnen.
  - Emotionale Distanziertheit: Sie zeigen keine starken Gefühle, es besteht kein starkes Bedürfnis nach Nähe zu anderen.
- Dissozialität: In der Regel keine besonderen Auffälligkeiten.
- Enthemmung: In der Regel keine besonderen Auffälligkeiten.
- Anankasmus: In der Regel keine besonderen Auffälligkeiten.

Schweregrad:

- *Leicht:* die Betroffenen wirken eigenartig, leben allein, sind desinteressiert an anderen auch hinsichtlich Sexualität, Anhedonie an sozialen Gefühlen, sie fühlen sich in nahen Beziehungen überfordert. Mit leichter Schweregradausprägung ist die Ich-Syntonizität weniger ausgeprägt und sie kommen in Therapie, z.B. weil sie sich als defizitär erleben, keine Liebe empfinden zu können, sich für nichts begeistern zu können, oder weil sie darin versagen, Zuneigung zu zeigen
- *Mittel:* keine Partnerschaft, kein engen Freundschaften, wirken wie Sonderlinge, sind sehr distanziert, brauchen andere nicht, es bestehen deutliche Einschränkungen im Berufsleben
- *Schwer:* leben total isoliert, sind in der Regel nicht berufstätig, starke Depressivität, Suizidalität

9.3 Störungsmodell

Im Störungsmodell lässt sich das charakteristische interaktionelle Verhalten wie in Abbildung 7 aufgezeigt darstellen.

9.4 Ätiologie

Für die Entstehung der Schizotypen PS werden ähnliche Faktoren und Mechanismen wie für die Entstehung psychotischer Störungen angenommen: ein multifaktorielles Modell, in dem neben genetischen Faktoren frühe interpersonelle Erfahrungen eine biopsychosoziale Vulnerabilität bedingen. Im

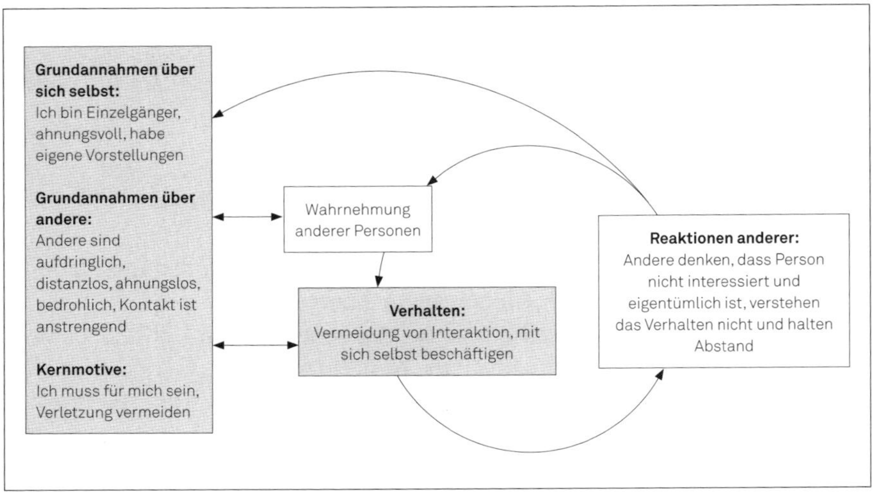

Abbildung 7: MIIM der Aufrechterhaltung der Schizoiden/Schizotypen Persönlichkeitsstörung

kognitiven Modell wird neben der biologischen Vulnerabilität auch eine kognitive Vulnerabilität in Form von negativen selbst- und fremdbezogenen Schemata postuliert. Diese Schemata führen zu einer dysfunktionalen Bewertung von Wahrnehmungen und Symptomen, die die schizotype Denk- und Erlebensweise fördert und aufrechterhält.

Zur Ätiologie der Schizoiden PS gibt es keine belastbaren Daten. Auch hier ist die Annahme, dass die frühen interpersonellen Erfahrungen zur Ausbildung der Grundannahmen über das Selbst und andere führen. Die auf andere abweisend wirkenden typischen interaktionellen Verhaltensweisen führen zur Aufrechterhaltung der Störung und zu einem Lebensstil als Einzelgängerin.

9.5 Psychotherapie

Wichtige Therapieziele bei diesen PS sind:

Ressourcenorientierte Zusammenstellung individueller Therapieziele

1. Etablierung eines tragfähigen und vertrauensvollen therapeutischen Arbeitsbündnisses durch gemeinsame, ressourcenorientierte Zusammenstellung individueller Zielbereiche. Dabei soll der Persönlichkeitsstil auch als Stärke angesehen und nur in den Bereichen Veränderungen angestrebt werden, die auch aus Sicht der Patientin als nachteilig anzusehen sind. Die ressourcenorientierte Zusammenstellung individueller Ziele, bei der die Denkstile und Schemata auch als Stärken („Fähigkeit zu tiefgründigen Analysen, Philosophin") betrachtet wurden, war im Fallbeispiel besonders hilfreich.

2. Erwerb von Wissen über das Zustandekommen und die Aufrechterhaltung der Störung anhand von Psychoedukation über den schizotypen und den schizoiden Persönlichkeitsstil (Oldham & Morris, 2007). Dabei wird gemeinsam ein plausibles individuelles Störungsmodell erstellt. Bei der Patientin aus dem Fallbeispiel war das Kapitel „der exzentrische Stil" aus Oldham und Morris (2007) sehr hilfreich für das vertiefte Verständnis der Probleme und auch für die Therapiemotivation.
3. Identifikation und Veränderung dysfunktionaler, die Störung aufrechterhaltender Gedanken mittels sokratischen Dialogs und kognitiver Umstrukturierung.
4. Rat und Unterstützung bei Alltagsproblemen und -entscheidungen, Aufbau sozialer Kompetenz durch Rollenspiele zur Förderung von selbstverantwortlichem Handeln und Eigenständigkeit.
5. Das „magische Denken" bei Patientinnen mit Schizotyper PS wird als Kompensationsstrategie aufgefasst, welche die Patientin benötigt, um ihre Motive umzusetzen. Es sollte in seiner Funktionalität hinterfragt und in sokratischen Dialogen bearbeitet werden. Dies wurde mit der Patientin am Beispiel der Teilnahme an Fitnesskursen im Sportstudio durchgeführt, auch um ihre Handlungsorientierung zu fördern. Die Patientin hatte sich schon mehrere Monate vor der Therapie in einem Fitnessclub angemeldet, diese Aktivität jedoch nicht wahrgenommen.

Individuelles Störungsmodell erarbeiten

Beispieldialog

Pat.: Ich muss ein Gesamtkonzept haben, um zum Sportkurs gehen zu können. Alle anderen gehen joggen, ich kann dann nicht ins Fitnessstudio gehen, weil dann die Schwingungen im Haus nicht mehr stimmen.

Th.: O.k. Sie haben sich ja schon vor längerer Zeit ein Studio ausgesucht, aber diese Gedanken halten sie davon ab, einen konkreten Kurs zu besuchen?

Pat.: Ja.

Th.: Sie wollen aber gern Sport im Fitnessstudio machen?

Pat.: Ja, schon.

Th.: Mmh, also viel darüber nachdenken hat seit Monaten nichts geändert. Sie können also so nicht feststellen, ob sich die Schwingungen geändert haben, richtig?

Pat.: Stimmt.

Th.: Warum probieren Sie es nicht einfach mal aus, wie die Schwingungen im Haus sind, wenn Sie ins Fitnessstudio gehen?

Pat.: Na ja, aber dann könnten sich die Schwingungen ja ändern.

Th.: Das stimmt, die Schwingungen könnten sich ändern. Aber Sie wissen ja nicht, ob das der Fall sein wird. Eigentlich können Sie das nur durch einen Besuch im Fitnessstudio feststellen, ob sich die Schwingungen im Haus ändern. Wollen Sie das herausfinden?

Pat.: Mmh.
Th.: Wie wäre es, wenn Sie bis zu unserer nächsten Sitzung einmal ins Fitnessstudio gehen und an einer oder mehreren Probestunden teilnehmen, um zu überprüfen, inwiefern sich die Schwingungen ändern. O.k.?
Pat.: Ja, das kann ich versuchen.

Konkrete Absprachen für Übungen treffen

Indem in den Therapiesitzungen konkrete Absprachen getroffen wurden, begann die Patientin damit, verschiedene Fitnesskurse auszuprobieren. Sie stellte fest, dass sich die Schwingungen im Haus nicht so stark ändern wie befürchtet. Schließlich gelingt es ihr, regelmäßig ein- bis zweimal pro Woche zum Sport zu gehen. Weiterhin entscheidet sie sich auch, wieder zweimal wöchentlich zu den Bandproben zu gehen. Weitere Beispiele für sokratischen Dialog bei psychotischem oder psychosenahem Denken werden im Manual von Lincoln (2019) beschrieben.

Die eigene Identität ist nie endgültig abgeschlossen, sondern befindet sich immer in Entwicklung

Ein weiteres wichtiges Thema der Patientin war ihre eigene Identität. Die Frage „Wer bin ich?" zu beantworten, fiel ihr extrem schwer und sie grübelte sehr viel darüber nach. Mit der Patientin wurde besprochen, dass eine Identität im Leben nie endgültig abgeschlossen ist, sondern sich immer in der Entwicklung befindet. Mithilfe von sokratischen Dialogen wurde der Patientin bewusst, dass sich die eigene Identität nur weiter entwickeln kann, wenn man Dinge tut und nicht nur vermeidet. Schließlich schlussfolgerte die Patientin, dass sich durch die geplante Ausbildung zur Mediengestalterin viel in Richtung Identitätsbildung ändern würde und es keinen Sinn habe, vorab ein „Gesamtkonzept" zu konzipieren.

Auch im Zusammenhang mit dem Aufbau von Tagesstruktur wurde deutlich, dass insbesondere ein mangelndes Identitätsgefühl die Patientin daran hindert, Dinge in Angriff zu nehmen: „Wenn ich jemand wäre, würde es mehr Sinn haben." Deshalb wird zunächst versucht, mit der Patientin ihre bisherige Identität einer „Ziel-Identität" gegenüberzustellen.

Identität bisher:
- Musikerin,
- künstlerisch talentiert,
- arbeitslos,
- entscheidungsschwach,
- isoliert („lebe zurückgezogen wie eine Rentnerin"),
- Blicke oft zurück in die Vergangenheit.

„Ziel-Identität":
- Musikerin (als Hobby),
- Grafikerin (Ausbildung),
- mehr unkomplizierte Kontakte haben,
- erwachsen sein und eigene Entscheidungen treffen.

Wiederholt wurde in den therapeutischen Sitzungen im sokratischen Dialog thematisiert, dass sich eine Identität vor allem im Handeln, kaum jedoch nur durch Grübeln entwickelt: Grübeln zeichnet sich dadurch aus, dass (durchaus relevante) Themen immer wieder „durchdacht" werden, ohne dass die Gedanken zu einer Weiterentwicklung oder einer Handlungskonsequenz führen. Grübeln hat daher oft die Funktion der Vermeidung von Entscheidungen und von Handlungen und ist meist nicht zielführend. Im Rahmen der Therapie wird daher die Notwendigkeit der Handlungsorientierung besonders im Zusammenhang mit der Entscheidung zur Aufnahme der geplanten Ausbildung bearbeitet.

Notwendigkeit zur Handlungsorientierung

Den Handlungsschritten entgegen steht die zum Grübeln „gut" geeignete Frage der Patientin, ob die angedachte Ausbildung „wirklich das Richtige" sei und ob „ich damit zufrieden sein werde". Zentral für die kognitive Therapie in dieser Phase der Behandlung ist, dass für die Herausbildung der eigenen gewünschte „Identität" das Treffen von Entscheidungen sowie das Handeln nur mit einer Toleranz der Unsicherheit gegenüber möglich sind.

Reduktion des Alkoholkonsums

Zu Beginn der Therapie gab die Patientin an, regelmäßig und übermäßig Alkohol zu trinken. Die Patientin musste für die Therapie abstinent sein, daher wurde der erhöhte und riskante Alkoholkonsum thematisiert. Die Patientin stimmte zu, ihren Alkoholkonsum zunächst zu protokollieren. Es stellte sich heraus, dass sie deutlich über dem Richtwert von 20 Gramm fünfmal pro Woche lag, nämlich bei durchschnittlich ca. 30 Gramm Alkohol täglich. Als Gründe bzw. Auslöser gibt sie an, sie habe sich an den Konsum gewöhnt, er gehöre zu ihrem Tagesablauf dazu. Es gibt auch Hinweise darauf, dass sie den Alkohol u.a. zum Beenden vom Grübeln einsetzt („Wenn ich trinke, denke ich weniger nach."). Unter Einsatz von Gesprächstechniken des Motivational Interviewing (vgl. auch Kapitel 1 in diesem Buch) sowie Vorbereitung von Handeln in kritischen Situationen (Craving; Anti-Craving-Skills) trifft die Patientin die Entscheidung – zunächst für die Zeit der Ausbildung – keinen Alkohol mehr zu trinken und dokumentierte dies.

Für alternative Handlungen anstelle des Alkoholkonsums wurde gemeinsam eine Liste erstellt. Diese enthielt Tätigkeiten wie Aufräumen, Fahrrad fahren, um den Block gehen etc. Die Patientin schaffte es, bis zu Beginn einer sechswöchigen Arbeitserprobungsmaßnahme ihren Alkoholkonsum gänzlich einzustellen. Auch während und nach den sechs Wochen blieb sie als Vorbereitung für die geplante Ausbildung weiterhin glaubhaft abstinent.

Liste für alternative Handlungen erstellen statt Alkoholkonsum

Erarbeitung einer beruflichen Perspektive

Die Patientin plante über ein Berufsförderungswerk eine Ausbildung zur Grafikerin. Die Arbeitserprobung verlief insgesamt erfolgreich. Die Patientin schaffte es, pünktlich zu sein und die Arbeitsproben und Tests zu bestehen. Trotzdem entschied sich die Patientin nach einer Beratung dann doch für eine kaufmännische Ausbildung. Vor dem eigentlichen Beginn der Ausbildung wird erneut eine mehrmonatige Vorbereitungsmaßnahme vorgeschaltet. Gegen Therapieende erhält die Patientin eine feste Zusage für die Vorbereitungsmaßnahme, die zwei Monate später begann.

Begleitende Medikation

Nach Konsultation der mitbehandelnden Psychiaterin und in Absprache mit der Patientin nahm sie 1mg Risperidon täglich mit dem Ziel, die Grübelneigung zu mindern und ihre Handlungsbereitschaft zu stärken. Nach den ersten Wochen glaubte die Patientin eine positive Wirkung zu verspüren (weniger Grübeln, kann Dinge besser in Angriff nehmen), war sich aber nicht ganz sicher, ob es sich nicht um einen Placebo-Effekt handelt. Da sie auch unter leichten Nebenwirkungen litt (Müdigkeit und etwas Schwindel) beschloss sie nach vier Monaten in Absprache mit der behandelnden Ärztin und der Therapeutin, die Medikation zu beenden. Die erzielten Fortschritte hielten an.

Aufbau sozialer Kontakte

Die Patientin zeigte beim Thema soziale Kontakte, ähnlich wie bei allen anderen Themen, eine ambivalente Haltung. Einerseits war sie der Meinung, dass sie sehr isoliert lebe, andererseits hatte sie das Gefühl, viel um die Ohren zu haben (Bandproben, bevorstehende Ausbildung etc.). Ihre Sorge war, dass neue Kontakte eventuell zu stressig werden könnten. Hinzu kamen Ängste, bei anderen nicht erwünscht zu sein bzw. ihnen nichts bieten zu können. Trotzdem war sie bereit, einzelne Aktivitäten zum Kontaktaufbau durchzuführen (monatliches Kochtreffen eines Bekannten, Verabredung mit der Cousine und einem Kollegen aus der Band). Die Rückmeldungen der Patientin nach den sozialen Kontakten waren ambivalent bis positiv. Über die Zeit hinweg nahmen ihre sozialen Kontakte langsam zu.

Abschluss der Therapie

Insgesamt verlief die Therapie über 1,5 Jahre mit insgesamt 45 Sitzungen. Die letzten Sitzungen wurden zunächst im 14-tägigen und schließlich im monatlichen Abstand durchgeführt. Inhalte dieser letzten Sitzungen waren die bevorstehende Ausbildung, ein Resümee der Therapieerfolge und eine Rückfallprophylaxe bzw. Vorbereitung auf „Rückfälle". Die Patientin wurde im Verlauf und am Ende der Behandlung deutlich aktiver, hatte mehr soziale Kontakte, grübelte deutlich weniger. Dies drückte sich auch in der psychometrischen Diagnostik aus (BDI: Reduktion von 21 auf 12 Punkte; im BSI auf allen Skalen Werte im durchschnittlichen Bereich, T-Werte zwischen 46 und 60).

Fazit aus therapeutischer Sicht: Die besonderen Persönlichkeitszüge der Patientin sowie ihre hohe Reflexionsfähigkeit wurden in der Weise therapeutisch genutzt, dass einerseits die Themen des Grübelns (v. a. Identitätsfindung, Sinnfragen) validiert wurden und andererseits über sokratische Gesprächstechniken deutlich gemacht wurde, dass Grübeln allein nicht weiterführend ist, sondern Inaktivität bis zur „Handlungsstarre" unterstützt. Hierbei erwies sich eine durchaus direktive Beziehungsgestaltung mit klaren therapeutischen Aufgaben bei Erläuterung zugrunde liegender psychologischer Mechanismen und Störungsmodelle als sehr hilfreich. In Kombination mit der Reduktion des Alkoholkonsums und der geringfügigen Intensivierung von sozialen Kontakten konnten vor allem die Passivität sowie die Depressivität deutlich verringert werden.

Essenzielle Therapieschritte bei Schizotyper und Schizoider PS

Exemplarisch wurde das psychotherapeutische Vorgehen an einem Fallbeispiel beschrieben. Die essenziellen Therapieschritte und Interventionen bei der Schizotypen und Schizoiden PS sind im Folgenden zusammenfassend dargestellt:

- Psychoedukation über den schizotypischen und schizoiden Persönlichkeitsstil.
- Ressourcenorientierte Zusammenstellung individueller Ziele, wobei die Denkstile und Schemata auch als Stärken betrachtet werden und nur in den Bereichen Veränderungen angestrebt werden, die auch aus Sicht der Patientin als nachteilig anzusehen sind.
- Gemeinsames Erarbeiten der Funktionalität und Dysfunktionalität der Isolation der Patientin: Sinnhaftigkeit und Schutz vs. mangelnde Unterstützung.
- Analyse des individuellen Feedbackkreislaufs, bestehend aus geringen sozialen Interaktionen, eingeschränkten sozialen Fertigkeiten, Misserfolgen bei versuchter Kontaktaufnahme und folgendem verstärktem Rückzug.
- Verdeutlichung des Wertes zwischenmenschlicher Beziehungen.
- Besprechung von Möglichkeiten und Grenzen, die Umweltbedingungen den eigenen Möglichkeiten anzupassen.

9.6 Studien zur Wirksamkeit

Bisher liegen keine systematischen, empirischen Untersuchungen oder Wirksamkeitsbefunde zur psychotherapeutischen Behandlung der Schizotypen und der Schizoiden PS vor.

Fazit

Psychotherapie bei Persönlichkeitsstörungen bietet viele Chancen, mit den oftmals schwierig erscheinenden Menschen umzugehen, allerdings sind die meisten Ansätze wissenschaftlich nicht ausreichend evaluiert. Vielen Therapien mit diesen Patientinnen ist gemeinsam, dass sie bei Behandlungsbeginn häufig wenig Problemeinsicht haben. Nicht selten ist beeindruckend, gemeinsam zu verstehen, wie ein gelernter Interaktionsstil zunächst ein sinnvoller Anpassungsversuch an ungünstige biografische Bedingungen war, dann aber in seiner zunehmenden Rigidität verhinderte, positive Lernerfahrungen mit anderen zu machen. So ist unsere Erfahrung, dass man für die eigene psychotherapeutische Kompetenz aus den Psychotherapien mit Patientinnen mit Persönlichkeitsstörungen besonders viel lernen kann.

10 Literatur

Alden, L. E. & Capreol, M. J. (1993). Avoidant personality disorder: Interpersonal problems as predictors of treatment response. *Behavior Therapy, 24* (3), 357–376. https://doi.org/10.1016/S0005-7894(05)80211-4

American Psychiatric Association. (2018). *Diagnostisches und statistisches Manual psychischer Störungen: DSM-5* (2., korrigierte Aufl.). (Deutsche Ausgabe herausgegeben von P. Falkai und H.-U. Wittchen, mitherausgegeben von M. Döpfner, W. Gaebel, W. Maier, W. Rief, H. Saß & M. Zaudig). Göttingen: Hogrefe.

Bamelis, L. L., Evers, S. M., Spinhoven, P. & Arntz, A. (2014). Results of a multicenter randomized controlled trial of the clinical effectiveness of schema therapy for personality disorders. *American Journal of Psychiatry, 171* (3), 305–322. https://doi.org/10.1176/appi.ajp.2013.12040518

Bartak, A., Andrea, H., Spreeuwenberg, M. D., Thunnissen, M., Ziegler, U. M., Dekker, J. et al. (2011). Patients with cluster A personality disorders in psychotherapy: An effectiveness study. *Psychotherapy and Psychosomatics, 80* (2), 88–99. https://doi.org/10.1159/000320587

Beck, A. T., Davis, D. D. & Freeman, A. (Eds.). (2015). *Cognitive therapy of personality disorders* (3rd ed.). New York: Guilford.

Beesdo-Baum, K., Zaudig, M. & Wittchen, H.-U. (2019). *Strukturiertes Klinisches Interview für DSM-5® – Persönlichkeitsstörungen (SCID-5-PD)*. Göttingen: Hogrefe.

Boettcher, J., Weinbrecht, A., Heinrich, M. & Renneberg, B. (2019). Die Behandlung der sozialen Angststörung und ängstlich-vermeidenden Persönlichkeitsstörung in der Versorgung: eine naturalistische Studie zu einer kombinierten Einzel- und Gruppentherapie. *Verhaltenstherapie.* Basel: S. Karger AG [online ahead of print]. https://doi.org/10.1159/000497620

Bohus, M. (2019). *Borderline-Störung* (Fortschritte der Psychotherapie, 2., vollständig überarbeitete Aufl.). Göttingen: Hogrefe. https://doi.org/10.1026/02853-000

Caspar, F. (1996). *Beziehungen und Probleme verstehen. Eine Einführung in die psychotherapeutische Plananalyse* (2. Aufl.). Bern: Huber.

Chambless, D., Renneberg, B., Goldstein, A. & Gracely, E. (1992). MCMI-diagnosed personality disorders among agoraphobic outpatients: Prevalence and relationship to severity and treatment outcome. *Journal of Anxiety Disorders, 6*, 193–211. https://doi.org/10.1016/0887-6185(92)90033-4

Deneke, F.W., Hilgenstock, B. & Muller, R. (1994). *Das Narzissmusinventar (NI).* Bern: Huber.

Deutsche Gesellschaft für Psychiatrie, Psychotherapie und Nervenheilkunde (DGPPN) (Hrsg.). (2009). *S2-Leitlinien für Persönlichkeitsstörungen.* Berlin: Springer.

Dieckmann, E. (2014). *Die narzisstische Persönlichkeitsstörung mit Schematherapie behandeln* (Bd. 246). Stuttgart: Klett-Cotta.

Döring, S., Sachse, R. & Renneberg, B. (2016). Psychotherapie bei Persönlichkeitsstörungen. In S.C. Herpertz, F. Caspar & K. Lieb (Hrsg.), *Psychotherapie. Funktions- und störungsorientiertes Vorgehen* (S. 373–394). München: Elsevier.

Emmelkamp, P.M., Benner, A., Kuipers, A., Feiertag, G.A., Koster, H.C. & Van Apeldoorn, F.J. (2006). Comparison of brief dynamic and cognitive-behavioural therapies in avoidant personality disorder. *British Journal of Psychiatry, 189* (1), 60–64. https://doi.org/10.1192/bjp.bp.105.012153

Fiedler, P. & Herpertz, S.C. (2016). *Persönlichkeitsstörungen* (7. Aufl.). Weinheim: Beltz.

Fonagy, P. (2018). *Affect regulation, mentalization and the development of the self.* Abingdon, UK: Routledge. https://doi.org/10.4324/9780429471643

Gallagher, N.G., South, S.C. & Oltmanns, T.F. (2003). Attentional coping style in obsessive-compulsive personality disorder: a test of the intolerance of uncertainty hypothesis. *Personality and Individual Differences, 34* (1), 41–57. https://doi.org/10.1016/S0191-8869(02)00025-9

Grawe, K. (1992). Komplementäre Beziehungsgestaltung als Mittel zur Herstellung einer guten Therapiebeziehung. In J. Margraf & J.C. Brengelmann (Hrsg.), *Die Therapeut-Patient-Beziehung in der Verhaltenstherapie* (S. 215–244). München: Röttger.

Groschupf, J. (2005). Kontaktimprovisationen. In H.M. Enzensberger & I. Hartwig (Hrsg.), *Kursbuch Angst* (S. 95–106). Berlin: Rohwolt.

Gunderson, J.G., Herpertz, S.C., Skodol, A.E., Torgersen, S. & Zanarini, M.C. (2018). Borderline personality disorder. *Nature Reviews Disease Primers, 4*, 18029. https://doi.org/10.1038/nrdp.2018.30

Herpertz, S.C. & Bronisch, T. (2016). Persönlichkeitsstörungen. In H.J. Möller, G. Laux & H.P. Kapfhammer (Hrsg.), *Psychiatrie, Psychosomatik, Psychotherapie* (Bd. 4, S. 2361–2428). Berlin: Springer.

Holtforth, M.G. & Grawe, K. (2000). Fragebogen zur Analyse Motivationaler Schemata (FAMOS). *Zeitschrift für Klinische Psychologie und Psychotherapie, 29* (3), 170–179. https://doi.org/10.1026//0084-5345.29.3.170

Kapp, F. (2009). Das Vademecum. In S. Fliegel & A. Kämmerer (Hrsg.), *Psychotherapeutische*

Schätze I. 101 bewährte Übungen und Methoden für die Praxis (S. 201). Tübingen: dgvt.
Keefe, J., McMain, S., McCarthy, K., Zilcha-Mano, S., Dinger, U., Sahin, Z. et al. (2020). A meta-analysis of psychodynamic treatments for borderline and cluster C personality disorders. *Personality Disorders: Theory, Research, and Treatment, 11* (3), 157–169. https://doi.org/10.1037/per0000382
Kernberg, O.F. (1996). Die narzisstische Persönlichkeitsstörung und ihre differentialdiagnostische Abgrenzung zum antisozialen Verhalten. In O.F. Kernberg (Hrsg.), *Narzißtische Persönlichkeitsstörungen* (S. 52–71). Stuttgart: Schattauer.
Lincoln, T. (2019). *Kognitive Verhaltenstherapie der Schizophrenie. Ein individuenzentrierter Ansatz* (Therapeutische Praxis, 3., überarbeitete Aufl.). Göttingen: Hogrefe. https://doi.org/10.1026/02956-000
Mehl, S., Lincoln, T., Roesch-Ely, D. & Moritz, S. (2017). Schizophrenie. In S.C. Herpertz, F. Caspar & K. Lieb (Hrsg.), *Psychotherapie. Funktions- und störungsorientiertes Vorgehen* (S. 352–372). München: Elsevier.
Miller, W.R. & Rollnick, S. (2015). *Motivierende Gesprächsführung. Motivational Interviewing* (3. Aufl.). Freiburg: Lambertus.
Mombour, W., Zaudig, M., Berger, P., Gutierrez, K., Berner, W., Berger, K. et al. (1996). *International Personality Disorder Examination (IPDE) - ICD-10 Modul - Deutschsprachige Ausgabe*. Bern: Huber.
Morf, C.C., Schürch, E., Küfner, A., Siegrist, P., Vater, A., Back, M. et al. (2017). Expanding the nomological net of the Pathological Narcissism Inventory: German validation and extension in a clinical inpatient sample. *Assessment*, 24(4), 419–443. https://doi.org/10.1177/1073191115627010
Oldham, J.M. & Morris, L.B. (2007). *Ihr Persönlichkeits-Portrait: Warum Sie genauso denken, lieben und sich verhalten, wie Sie es tun* (3. Aufl.). München: Klotz.
Overholser, J. (1997). Treatment of excessive interpersonal dependency: A cognitive-behavioral model. *Journal of Contemporary Psychotherapy, 27* (4), 283–301. https://doi.org/10.1023/A:1025614524578
Pincus, A.L., Ansell, E.B., Pimentel, C.A., Cain, N.M., Wright, A.G. & Levy, K.N. (2009). Initial construction and validation of the Pathological Narcissism Inventory. *Psychological Assessment, 21,* 365–379. https://doi.org/10.1037/a0016530
Rafaeli, E. & Young, J.E. (2013). *Schematherapie*. Paderborn: Junfermann.
Renneberg, B. (2018). Persönlichkeitsstörungen. In J. Margraf & S. Schneider (Hrsg.), *Lehrbuch der Verhaltenstherapie* (Bd. 2, 4. Aufl., S. 455–469). Berlin: Springer.
Renneberg, B. & Fydrich, T. (2019). Persönlichkeitsstörungen. In E. Leibing, W. Hiller & S.K. Schulz (Hrsg.), *Lehrbuch der Psychotherapie* (Bd. 3: Verhaltenstherapie, 2. überarbeitete Auflage, S. 431–446). München: CIP-Medien.
Renneberg, B., Goldstein, A.J., Phillips, D. & Chambless, D.L. (1990). Intensive behavioral group treatment of avoidant personality disorder. *Behavior Therapy, 21* (3), 363–377. https://doi.org/10.1016/S0005-7894(05)80337-5
Sachse, R. (2019). *Persönlichkeitsstörungen: Leitfaden für die Psychologische Psychotherapie.* Göttingen: Hogrefe. https://doi.org/10.1026/02906-000
Sachse, R., Sachse, M. & Fasbender, J. (2016). *Grundlagen Klärungsorientierter Psychotherapie*. Göttingen: Hogrefe.
Santa Maria, A. & Renneberg, B. (in Druck). Zum Verhältnis von Narzissmus und Selbstunsicherer Persönlichkeit. In S. Doering, H.P. Hartmann & O. Kernberg (Hrsg.), *Handbuch Narzissmus.* Stuttgart: Schattauer.
Schmitz, B. (2006). *Persönlichkeitsstile & Persönlichkeitsstörungen.* Stuttgart: Trias Thieme.

Schmitz, B., Schuhler, P., Handke-Raubach, A. & Jung, A. (2009). *Kognitive Verhaltenstherapie bei Persönlichkeitsstörungen und unflexiblen Persönlichkeitsstilen* (4. Aufl.). Lengerich: Pabst.

Schütz, A., Marcus, B. & Sellin, I. (2004). Die Messung von Narzissmus als Persönlichkeitskonstrukt. *Diagnostica, 50*(4), 202–218. https://doi.org/10.1026/0012-1924.50.4.202

Strunz, S. & Fydrich, T. (2013). „Ich mache mein eigenes Ding!" – Ambulante Behandlung einer depressiven Patientin mit schizoiden und schizotypen Zügen. *Psychotherapeut, 58* (3), 292–295. https://doi.org/10.1007/s00278-013-0986-4

Svartberg, M., Stiles, T.C. & Seltzer, M.H. (2004). Randomized, controlled trial of the effectiveness of short-term dynamic psychotherapy and cognitive therapy for cluster C personality disorders. *American Journal of Psychiatry, 161* (5), 810–817. https://doi.org/10.1176/appi.ajp.161.5.810

Warnock-Parkes, E., Wild, J., Stott, R., Grey, N., Ehlers, A. & Clark, D.M. (2017). Seeing is believing: Using video feedback in cognitive therapy for social anxiety disorder. *Cognitive and Behavioral Practice, 24* (2), 245–255. https://doi.org/10.1016/j.cbpra.2016.03.007

Weinbrecht, A., Schulze, L., Boettcher, J. & Renneberg, B. (2016). Avoidant personality disorder: a current review. *Current Psychiatry Reports, 18* (3), 29. https://doi.org/10.1007/s11920-016-0665-6

Zickgraf, H.F., Chambless, D.L., McCarthy, K.S., Gallop, R., Sharpless, B.A., Milrod, B.L. & Berber, J.P. (2016). Interpersonal factors are associated with lower therapist adherence in cognitive-behavioural therapy for panic disorder. *Clinical Psychology & Psychotherapy, 23* (3), 272–284. https://doi.org/10.1002/cpp.1955

Zimmermann, J., Altenstein, D., Krieger, T., Grosse Holtforth, M., Pretsch, J., Alexopoulos, J. et al. (2014). The structure and correlates of self-reported DSM-5 maladaptive personality traits: Findings from two German-speaking samples. *Journal of Personality Disorders, 28* (4), 518–540. https://doi.org/10.1521/pedi_2014_28_130

11 Kompetenzziele und Prüfungsfragen

Kompetenzziele

Folgende Wissens- und Handlungskompetenzen können durch die Beschäftigung mit dem vorliegenden Buch erworben werden:

1. Kenntnisse zur Diagnostik von Persönlichkeitsstörungen nach ICD-11 werden erworben.
2. Die bisherigen Kategorien der Persönlichkeitsstörungen nach DSM-5 können in Bezug zum dimensionalen System der ICD-11 gesetzt werden.
3. Mit Patienten ressourcenorientierte Kommunikation der Diagnose anwenden können.
4. Bei Störungen mit hoher Ich-Syntonizität Motivation zur Veränderung erzielen können.

5. Mit Patienten interaktiv ein individuelles Fallkonzept anhand des störungsspezifischen Modells entwickeln können.
6. Wissen über charakteristische Interaktionsstile für die verschiedenen PS kennen und umsetzen können.
7. Wichtigkeit des individuellen Störungsmodells erklären und die hinter dem interpersonellen Verhalten stehenden Motive eruieren zu können.
8. Hierarchie und Therapieziele transparent vereinbaren können.
9. Das Anwenden von komplementärer Beziehungsgestaltung bei verschiedenen Persönlichkeitsstilen.
10. Bedeutung der eigenen Grenzen und Supervision für die erfolgreiche Therapie einschätzen können.

Prüfungsfragen

1. Wie erfolgt die Diagnostik von Persönlichkeitsstörungen nach ICD-11 (eine Antwort ist richtig)?
   a. In einem Hybridansatz kategorial und dimensional.
   b. Es wird jeweils der Schweregrad eingeschätzt; ergänzend können die prominenten Persönlichkeitsmerkmale festgestellt werden.
   c. Anhand des 5-Faktorenmodells, wobei die Faktoren in ihrem Ausprägungsgrad zwischen zwei Polen geratet werden.
   (vgl. Kapitel 2.4)
2. Der Schweregrad von Persönlichkeitsstörungen nach ICD-11 (eine Antwort ist richtig)
   a. leitet sich ausschließlich aus dem Ausprägungsgrad an selbst- und fremdschädigendem Verhalten ab.
   b. meint den Schweregrad der Psychopathologie.
   c. beruht auf dem Schweregrad an Dysfunktionalität hinsichtlich Selbst und interpersonellen Beziehungen.
   (vgl. Kapitel 2.6)
3. Das Störungsmodell der narzisstischen Persönlichkeitsstörung (zwei Antworten sind richtig)
   a. hat als Fokus das brüchige Selbstwertgefühl.
   b. setzt einen frühen Fokus auf Dominanzstreben.
   c. arbeitet die interpersonellen Kosten des Interaktionsstils heraus.
   (vgl. Kapitel 5.3)
4. Die therapeutische Beziehung wird bei Patienten mit Persönlichkeitsstörungen vorzugsweise nach folgendem Prinzip gestaltet (eine Antwort ist richtig):
   a. Psychoedukation und Beratung.
   b. Vorgabe eindeutiger Therapieziele.
   c. Komplementarität.
   (vgl. Kapitel 1.5)

5. Zur Bedeutung von Familienangehörigen in der Therapie von Patienten mit Persönlichkeitsstörungen ist festzustellen (eine Antwort ist richtig),
   a. dass sie nicht direkt in die Behandlung einbezogen werden sollen.
   b. dass sie als zentraler ursächlicher Faktor der Störung in die Therapie einbezogen werden sollen.
   c. dass sie früh einzubeziehen sind, weil sie dysfunktionales Verhalten häufig verstärken.
   (vgl. Kapitel 1.5)
6. Das Motivorientierte Indikations- und Interventionsmodell ermöglicht ein Verständnis der interpersonellen Verhaltensweisen aufgrund (eine Antwort ist richtig):
   a. Grundannahmen über sich selbst, Grundananahmen über andere und Kernmotive.
   b. Grundannahmen über die Welt und die Zukunft.
   c. einer vertieften Exploration der familiären Beziehungsmuster.
   (vgl. Kapitel 1.5)
7. Verhaltensexperimente und Videofeedback werden in der Behandlung der ängstlich-vermeidenden Persönlichkeitsstörung eingesetzt, um (zwei Antworten sind richtig)
   a. neue Verhaltensweisen aufzubauen.
   b. Erwartungen an das eigene Verhalten zu überprüfen.
   c. Kompetenzdefizite aufzuzeigen.
   (vgl. Kapitel 3.5)
8. In der Psychotherapie der Dependenten Persönlichkeitsstörung (zwei Antworten sind richtig)
   a. ist der Beziehungsaufbau oft sehr schwierig.
   b. sollte viel Wert auf klare Regeln und Absprachen gelegt werden.
   c. sollte Autonomie gefördert werden.
   (vgl. Kapitel 6.5)

Richtige Lösungen: 1b, 2c, 3a/c, 4c, 5c, 6a, 7a/b, 8b/c

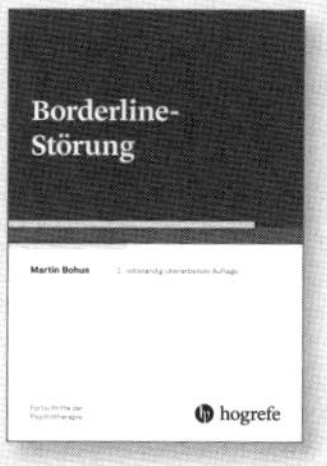

Martin Bohus
Borderline-Störung

(Reihe: „Fortschritte der Psychotherapie", 1)
2., vollständig überarbeitete Auflage 2019,
VI/122 Seiten, € 19,95 / CHF 26.90
(Im Reihenabonnement € 15,95 / CHF 21.50)
ISBN 978-3-8017-2853-3
Auch als eBook erhältlich

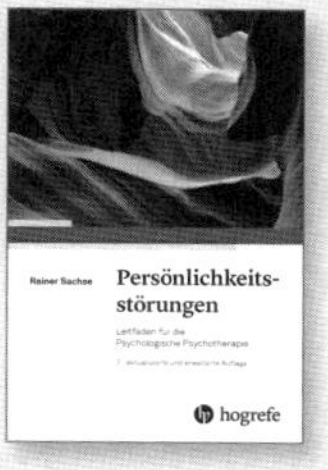

Rainer Sachse
Persönlichkeits-störungen
Leitfaden für die Psychologische Psychotherapie

3., aktualisierte und erweiterte Auflage 2019,
XI/362 Seiten, € 34,95 / CHF 45.50
ISBN 978-3-8017-2906-6
Auch als eBook erhältlich

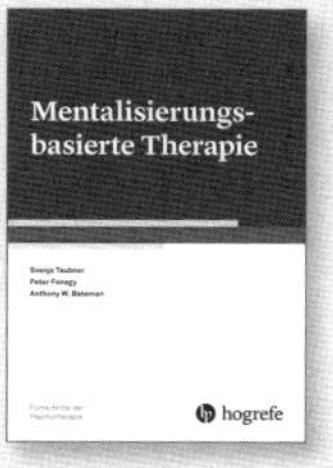

Svenja Taubner et al.
Mentalisierungs-basierte Therapie

(Reihe: „Fortschritte der Psychotherapie",
Band 75). 2019, VI/98 Seiten,
€ 19,95 / CHF 26.90
(Im Reihenabonnement € 15.95 / CHF 21.50)
ISBN 978-3-8017-2834-2
Auch als eBook erhältlich

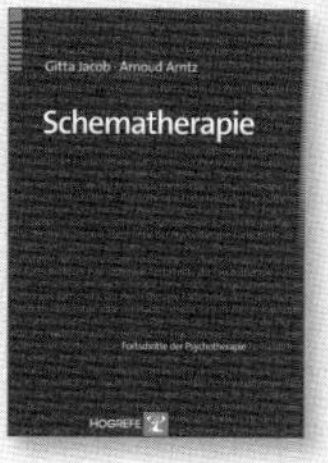

Gitta Jacob / Arnoud Arntz
Schematherapie

(Reihe: „Fortschritte der Psychotherapie",
Band 53). 2014, VI/96 Seiten,
€ 19,95 / CHF 28.50
(Im Reihenabonnement € 15,95 / CHF 22.90)
ISBN 978-3-8017-2142-8
Auch als eBook erhältlich

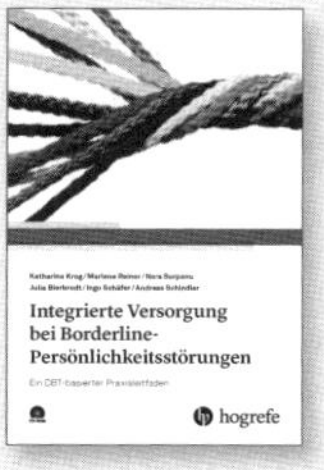

Katharina Krog et al.
Integrierte Versorgung bei Borderline-Persönlichkeits-störungen
Ein DBT-basierter Praxisleitfaden

2020, ca. 180 Seiten, inkl. CD-ROM,
ca. € 34,95 / CHF 45.50
ISBN 978-3-8017-2972-1
Auch als eBook erhältlich

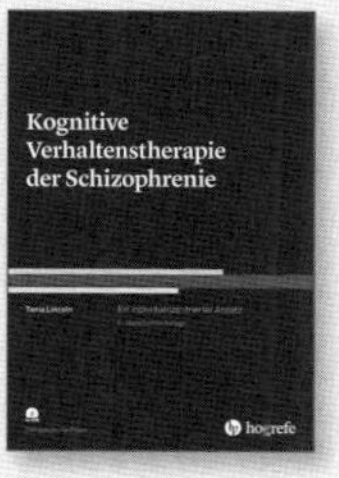

Tania Lincoln
Kognitive Verhaltenstherapie der Schizophrenie
Ein individuenzentrierter Ansatz

(Reihe: „Therapeutische Praxis")
3., überarbeitete Auflage 2019, 177 Seiten,
Großformat, inkl. CD-ROM,
€ 39,95 / CHF 48.50
ISBN 978-3-8017-2956-1
Auch als eBook erhältlich

www.hogrefe.com

hogrefe

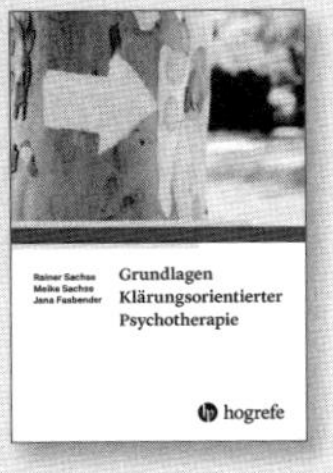

Rainer Sachse et al.
Grundlagen Klärungsorientierter Psychotherapie

2016, 171 Seiten,
€ 24,95 / CHF 32.50
ISBN 978-3-8017-2789-5
Auch als eBook erhältlich

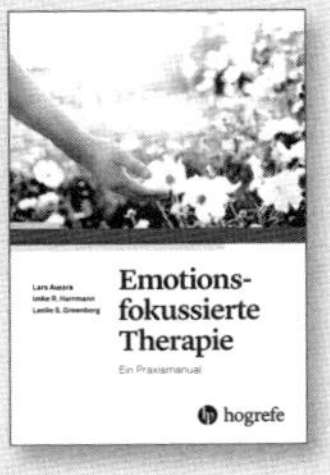

Lars Auszra et al.
Emotionsfokussierte Therapie
Ein Praxismanual

2017, 358 Seiten,
€ 36,95 / CHF 45.90
ISBN 978-3-8017-2425-2
Auch als eBook erhältlich

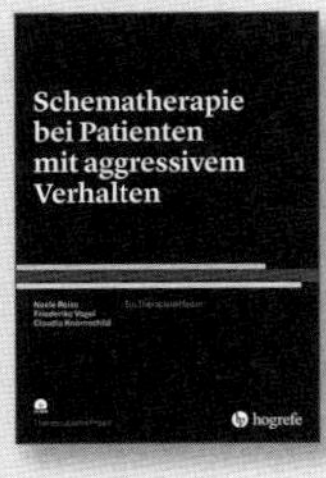

Neele Reiss et al.
Schematherapie bei Patienten mit aggressivem Verhalten
Ein Therapieleitfaden

(Reihe: „Therapeutische Praxis“). 2016,
181 Seiten, Großformat, inkl. CD-ROM,
€ 39,95 / CHF 48.50
ISBN 978-3-8017-2622-5
Auch als eBook erhältlich

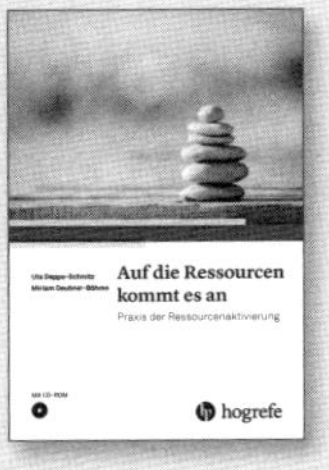

Uta Deppe-Schmitz / Miriam Deubner-Böhme
Auf die Ressourcen kommt es an
Praxis der Ressourcenaktivierung

2016, 249 Seiten, inkl. CD-ROM,
€ 34,95 / CHF 45.50
ISBN 978-3-8017-2611-9
Auch als eBook erhältlich

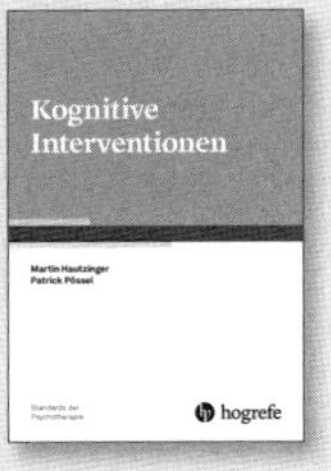

Martin Hautzinger / Patrick Pössel
Kognitive Interventionen

(Reihe: „Standards der Psychotherapie“,
Band 1). 2017, VIII/158 Seiten,
€ 24,95 / CHF 32.50
(Im Reihenabonnement € 19,95 / CHF 26.90)
ISBN 978-3-8017-2831-1
Auch als eBook erhältlich

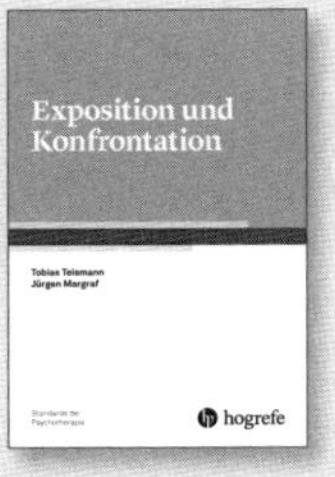

Tobias Teismann / Jürgen Margraf
Exposition und Konfrontation

(Reihe: „Standards der Psychotherapie“,
Band 3). 2018, 133 Seiten,
€ 24,95 / CHF 32.50
(Im Reihenabonnement € 19,95 / CHF 26.90)
ISBN 978-3-8017-2825-0
Auch als eBook erhältlich

www.hogrefe.com

hogrefe

ICD-11-Diagnostik – Prominente Persönlichkeitsmerkmale

Negative Affektivität

- *Große Bandbreite an negativen Emotionen in einer situativ unangemessenen Häufigkeit und Intensität:* Typische negative Emotionen sind u.a.: Angst, Depressivität, Verletzlichkeit, Furcht, Ärger, Feindseligkeit, Schuld und Scham.
- *Emotionale Labilität und Probleme der Emotionsregulation* äußern sich als gesteigerte Reagibilität gegenüber eigenen negativen Kognitionen sowie auf äußere Ereignisse hin. Neigung zum Grübeln über eigene Defizite und frühere Fehler, über tatsächliche oder vermeintliche Herabsetzungen oder Verletzungen, oder/und übermäßige Reaktionen auf äußere Bedrohungen und Kritik. Eine geringe Frustrationstoleranz ist charakteristisch. Multiple Emotionen können gleichzeitig vorhanden sein oder rasch wechseln. Nach Verstimmungen bestehen Schwierigkeiten, die Fassung wiederzuerlangen.
- *Negativistische Haltungen* sind mit der Neigung, Vorschläge in Erwartung negativer Konsequenzen zurückzuweisen.
- *Geringer Selbstwert und geringes Selbstvertrauen* können zu Vermeidungsverhalten, Abhängigkeit von anderen, Neidgefühlen oder Selbstabwertung bis hin zu suizidalen Gedanken und Verhalten führen. Dies schließt die Vermeidung von Situationen und Aktivitäten ein, die als vermeintlich zu schwierig (in einem intellektuellen, körperlichen, zwischenmenschlichen, emotionalen Sinne etc.) beurteilt werden.
- *Misstrauen* gegen andere, nachtragendes und unverzeihliches Verhalten können in zwischenmenschlichen Beziehungen dominieren oder auch Verbitterung und Zynismus gegen Gesellschaft und Systeme.

Distanziertheit

- *Soziale Distanziertheit* meint die Vermeidung von sozialen Beziehungen, einen Mangel an Freundschaften und Intimität, an Zufallsbekanntschaften und eine mangelnde Freude an sozialen Kontakten und Situationen.
- *Emotionale Distanziertheit* zeichnet sich durch Reserviertheit, Unnahbarkeit, reduzierten Gefühlsausdruck und einen Mangel an emotionalen Erfahrungen (positiver und negativer Qualität) und Freude aus.

Dissozialität

- *Selbstbezogenheit* manifestiert sich in Anspruchsverhalten, der Meinung, nur das Beste zu verdienen und wie selbstverständlich gegenüber den Wünschen und Bedürfnissen anderer bevorteilt werden zu müssen. Betroffene erwarten und fordern Bewunderung ein oder reagieren zornig, wenn diese ausbleibt.
- *Mangel an Empathie* äußert sich in Gleichgültigkeit darüber, ob das eigene Verhalten zu Unannehmlichkeiten oder Verletzungen anderer führt.

Enthemmung

- *Impulsivität:* Bei hoher Ausprägung lassen sich Betroffene in ihrem Verhalten aus dem Moment heraus leiten, ohne zukünftige Konsequenzen abzuwägen, und haben Schwierigkeiten, Belohnungen aufzuschieben.
- *Ablenkbarkeit:* Betroffene mit hoher Ausprägung sind wenig fokussiert, haben wenig Ausdauer, lassen sich schnell von irrelevanten Reizen ablenken und reagieren schnell mit Langweile und Frustration.
- *Unverantwortlichkeit:* Individuen mit hoher Ausprägung sind unzuverlässig und lassen sich für ihr Verhalten nicht zur Rechenschaft ziehen.
- *Rücksichtslosigkeit:* Betroffene mit hoher Ausprägung lassen Vorsicht vermissen, überschätzen ihre Fähigkeiten und beachten keine potenziellen Sicherheitsrisiken.
- *Mangel an Planung:* Betroffene mit hoher Ausprägung bevorzugen spontanes Verhalten, fokussieren auf unmittelbare Gefühle, Einfälle und Gedanken und widmen sich wenig zukünftigen Zielen.

Anankasmus

- *Perfektionismus:* äußert sich in ausgeprägter Beschäftigung mit sozialen Regeln, Erwartungen und Normen; Aufmerksamkeit richtet sich auf Details, rigide Alltagsroutinen, unflexible Zeitplanung, Organisation, und Ordentlichkeit. Dieselben Standards werden auch von anderen gefordert.
- *Beschränkung in Gefühlen und Verhalten:* der emotionale Ausdruck wird rigide kontrolliert, das Verhalten ist stur, jede Form von Risiko wird vermieden, Neigung zu Perseveration und Absicherungsverhalten in Entscheidungssituationen.

ICD-11-Diagnostik von Persönlichkeitsstörungen – Schweregrad

Aspekte des *Funktionsniveaus*, die zur Schweregradbestimmung beitragen:

- Ausmaß und Durchdringungsgrad betreffend Funktionsstörungen des **Selbst**
  - Identität: Stabilität und Kohärenz des Identitätsgefühls (z.B. Ausmaß, in dem Identität oder Selbstgefühl unbeständig und inkonsistent oder besonders rigide und unbeweglich sind).
  - Selbstwertgefühl: Fähigkeit ein im ganzen positives und stabiles Selbstwertgefühl aufrechtzuerhalten.
  - Genauigkeit der eigenen Sicht auf die eigene Persönlichkeit, ihre Stärken und Grenzen.
  - Fähigkeit zur Selbststeuerung (Fähigkeit angemessene Ziele zu planen, zu wählen und zu implementieren).

- Ausmaß und Durchdringungsgrad betreffend **interpersoneller Dysfunktion**
  - Interesse, Beziehungen zu anderen einzugehen.
  - Fähigkeit, die Perspektiven anderer zu verstehen und zu berücksichtigen.
  - Fähigkeit, enge, wechselseitig befriedigende Beziehungen einzugehen und aufrechtzuerhalten.
  - Fähigkeit, Konflikte in Beziehungen zu bewältigen.

- Durchdringungsgrad, Schweregrad und Chronizität von emotionalen, kognitiven und Verhaltensmanifestationen der **Persönlichkeitsdysfunktion**
  - *Emotionale Manifestationen*
    a) Bandbreite und Angemessenheit emotionaler Erfahrungen und des emotionalen Ausdrucks.
    b) Tendenz, emotional überoder unterreagibel zu sein.
    c) Fähigkeit, unerwünschte Emotionen zu erkennen und einzugestehen.
  - *Kognitive Manifestationen*
    a) Richtigkeit situativer und zwischenmenschlicher Bewertungen, v.a. unter Stress.
    b) Fähigkeit, angemessene Entscheidungen in ungewissen Situationen zu treffen.
    c) Angemessene Stabilität und Flexibilität von Ansichten und Überzeugungen.

– *Verhaltensmanifestationen*
  a) Flexibilität im Kontrollieren von Impulsen und in der Modulation von Verhalten abhängig von der Situation und in Abwägung möglicher Konsequenzen.
  b) Angemessenheit von Verhaltensreaktionen auf intensive Emotionen und stressvolle Umstände (z.B. Neigung zu Selbstschädigung und Gewalt gegen andere).
– *Ausmaß*, in dem die beschriebenen Dysfunktionen mit *Leid oder Beeinträchtigungen* in persönlichen, familiären, sozialen, schulischen/beruflichen und anderen wichtigen Bereichen einhergehen.

Eine *leichte Persönlichkeitsstörung* ist dadurch charakterisiert, dass die Funktionsbeeinträchtigung auf spezifische Lebensbereiche begrenzt ist und zumindest einige soziale und berufliche Rollen aufrechterhalten werden können. Zudem sind die spezifischen Manifestationen von leichtem Schweregrad und gehen nicht mit gravierendem Schaden für sich selbst oder andere einher.

Eine *mäßige Persönlichkeitsstörung* erstreckt sich in ihren Folgen auf mehrere Lebensbereiche, ihre emotionalen, kognitiven und behavioralen Manifestationen sind von mäßigem Schweregrad, und es können hin und wieder auch selbstoder fremdschädigendes Verhalten auftreten.

Eine *schwere Persönlichkeitsstörung* schließlich ist mit der Erfüllung sozialer Normen inkompatibel, erstreckt sich auf so gut wie alle Lebensbereiche und geht oft mit selbstoder fremdschädigendem Verhalten einher.